認知症治療
28の満足
後悔しないためのベストの選択

KONO KAZUHIKO
河野和彦

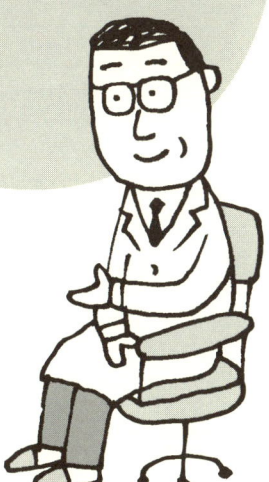

本書には、専門的な薬剤処方の話なども登場しますが、一般のかたが、いま処方されている薬を勝手にやめたり増減したりすることはやめてください。かならず医師に相談し、了解のもとで行ってください。相談できる医師がいない場合は、「認知症を学ぶ会」ホームページ（196ページ）などにご相談ください。

はじめに

認知症の早期発見はできているか

団塊の世代が相次いで引退する時代を迎えました。日本を飛躍的に成長させた人々が老年者となり、その中から今後、認知症の患者さんが急増してくることは否応のない事実です。

認知症といえば、そんなに高頻度に社会で遭遇するものではないとお考えかもしれません高血圧症といえば、common disease（ありふれた病気）とだれもが思い、アルツハイマー型認知症といえば、そんなに高頻度に社会で遭遇するものではないとお考えかもしれません。

しかし、認知症の中でもアルツハイマー型認知症は、人口が高齢化すればするほど発症率が上がります。平均寿命をはるかに越えても元気なお年寄りが発病すると、介護者である子どもも初老期を迎えていて、介護に疲れてしまうということがあり得ます。また、認知症を看ている配偶者もじつは軽い認知症になっていて、薬を飲ませ間違えているというようなケースも少なくありません。

子どもたちが自立して家を離れると、老年者夫婦は孤立し、認知症の発見が遅れて正しく治療できないという危険度が増すことになります。

1999年にアルツハイマー型認知症治療薬のアリセプト（塩酸ドネペジル）が登場し、2000年には介護保険制度が導入されました。この2件の改革が、日本の認知症診療体制を大きく前進させたと思います。

アリセプトは平均9か月間アルツハイマー型認知症の進行を遅らせてくれるので、早期発見が大事になりました。しかし、家族がおかしいと感じた場合は認知症の可能性が高いのですが、医師にかかる時期が早ければ早いほど医師は認知症に気づきにくい、というジレンマがあります。医師の中には認知症の早期診断に努めている人もいますが、まだ充分な知識を持ち合わせていない医師のほうが多いという現実があるからです。

とくに、「認知症の専門医」は数えるほどしか存在しません。認知症という学問の研究の歴史が浅いことに加え、患者の多くは老年者だからどうせ治らないという先入観が医学界にあったのでしょうか、なかなか対策が講じられず、もっぱら介護の世界が認知症患者をなんとかしようとがんばってきたのが現状です。

「専門医」という言葉から考えるなら、精神科、神経内科、老年科、脳神経外科の専門医が該当すると思われるのですが、これらの専門医でも、認知症をうまく診断できない、治療ができないという医師が中にはおられます。内科学や精神医学は100年を越す歴史を持ちますが、認知症が学問として理解され診療の対象になった歴史は、せいぜい20年に満ちません。

● 適切な治療はなされているか

私は日本老年精神医学会指導医で、認知症診療経験は25年におよびます。外来患者の95％は認知症という、認知症専門医です。認知症は、医学書を読んでもなかなかわからないものですが、患者さんをよく観察して治療の成功や失敗を繰り返すうちに、どういうものかがわかってきました。

4

2003年から、地域の人々の治療にあたるほかに、インターネットの「認知症相談」「認知症ブログ」の公開によって全国の多くの認知症患者さんを診断し、治療しています。メール相談を通して、各地でどのような診断、治療上の問題がおき、家族がどのように苦しんでいるかの実状も把握しています。適切な治療をすれば改善するはずの症状が、逆に悪化の一途をたどっている例も少なくありません。

相談を読むと、家族の医学知識は大変広く、処方の理解も深いことに正直驚かされています。インターネット時代となり、臨床医の古い知識と認知症治療の最先端知識との間に、大きな溝ができているのです。多くの家族はそのことに不満と不安を抱いています。とくに、いま話題のレビー小体型認知症の人を介護する家族で遠方から来院されるようなかたの中には、深く疾患の理解をしていて、それまでの医師の処方の問題点を鋭く分析しているかたもいます。

アリセプト登場から約10年たったいま、BPSD（問題行動）もクローズアップされるようになりました。認知症の進行を抑えたり改善させようとするときに使う薬で、一部の患者が興奮したり食欲を失ったりして家庭介護ができなくなることが、統計的に明らかになってきたのです。病気が進行してしまうことは医学の敗北と思われやすいのですが、状況により、介護者を助ける処方を優先的に考えることって介護者の健康は必須の条件です。ところが、患者を穏やかにして介護を楽にする薬（私は抑制系と呼んでいます）は1つも「認知症」が適応症として認められていません。ですから、多くの医師がアリセプトだけを処方します。アリセプトを服用すると2割くらいの患者がやや怒りっぽくなるのですが、そのことに対する手段がないことになります。また、アリセプトには処方量の規制もあり、5mgで

5

やや興奮気味になっても、2〜3mgというように減らして処方することが大きな病院などでは許されていない現実も問題となっています。

アルツハイマー型認知症の治療薬は、日本ではまだアリセプトしかありません。海外ではメマンチン、ガランタミンなども使用できますが、日本ではなかなか臨床試験が進まず、成績もかんばしくないため、いまのところ認可されてはいません（2009年10月現在）。アルツハイマーワクチンは、愛知県、東京都の少なくとも2施設と海外で複数開発されており、サルの実験を経て臨床試験に入る模様ですが、実用性はまだ確認されていません。

そのような現状の中で注目しているのが、アリセプトの効かなかったアルツハイマー型認知症にも効果があると確認された臨床試験で、その成果は医学雑誌『Geriatric Medicine（老年医学）』(vol.46,no.12,2008)に発表され、認知症専門医の中で注目する人も出てきています。こうした補助食品も利用しながら、症状に合わせた薬を適量ずつ処方することで、アルツハイマー型認知症だけでなく、さまざまな認知症の症状を改善することができるのではないかと考えています。

● より適切な診断・治療対策で患者さんを救うために

以前、中国地方のある医師会が認知症診療に立ち上がったとき、私は10回講習に出向きました。その結果、当地では消化器内科医が難治のレビー小体型認知症を顕著に改善させることができた、家族が薬の副次作用をチェックできるようになった、など多くの実りにつながりました。

こうした実践知識（本当に患者を改善させる方法）を、まず治療意欲の強い患者の家族や、認

知症の人と日々真剣に接する介護関係者などに提供したいと、私は考えてきました。彼らには、専門的な話にも踏み込んだ高度な情報が必要です。今ある一般向け認知症関連の本のほとんどは、「認知症は進行するのは仕方ないから、いかに介護のくふうをするか」に焦点があてられていますが、それでは満足できていないのです。

本書は、そのような思いをもとに書いたものです。私の長年の経験や、より新しい研究情報に基づく認知症の診断・治療対策の話を中心として、具体的事例をたくさん交えながらまとめてあります。

体裁は一般向けですが、率直なところ、医師をはじめ多くの医療関係者にも目を通していただきたいと期待しています。そのため、診断・治療がむずかしいとされるレビー小体型認知症やピック病、いくつもの病態が複雑にからんだ合併症状などについても、多くのページを割いています。また、薬剤処方の具体例も、誤った処方例を含めて数多く示しました。これらは医療関係者のみなさんにとってとくに参考になると思います。ただし、一般のかたは本書を読んで独断で薬を増やしたりやめたりせずに、医師にかならず相談するようにお願いします。私への受診もお受けします。

1人でも多くの認知症患者さんを救いたいと、私は考えています。患者さんのご家族、そして医療・介護に携わる大勢のかたがたに、本書を通してその道筋を探っていただきたいと願っています。

※2011年より、レミニール、メマリー、イクセロンパッチ・リバスタッチパッチなどのアルツハイマー型認知症の進行を遅らせる新薬が発売されました。

目次

はじめに……3

第1章　診断

- 第1の満足　家族の話と複数のテストが、発見・診断のかぎ……14
- 第2の満足　生活能力の低下をよく反映する、時計描画テスト……19
- 第3の満足　なにによる認知機能低下か、その原因分析が重要……28
- 第4の満足　年をとってきたら、うつ病より認知症を疑おう……40
- 第5の満足　脳血管性認知症とアルツハイマーの合併に注意……45
- 第6の満足　パーキンソン病と誤診されやすいレビー小体型認知症……52
- 第7の満足　妄想、幻視、幻聴と病気の関係を知る……57
- 第8の満足　万引きや盗食、強い甘味嗜好はピック病の疑いが……61
- 第9の満足　早期発見・治療で治る確率の高い認知症もある……65
　　　　　　―トリータブル・ディメンシアー

時計描画テストの方法…………22
認知症発見者の顔ぶれ…………39
アルツハイマー型認知症の潜在を見つけるには…………50
コミュニケーションシート…………81
抗うつ薬は、急にやめると危険…………88
DBCシート…………93
解剖でわかったレビー小体型へのアリセプトの効き目…………128

第❷章　治療

第10の満足　アリセプトは、さじ加減しだいで効力発揮…………70

第11の満足　家族の希望、疑問に応える医師を探そう…………77

第12の満足　陽性症状と陰性症状とで異なる処方…………83

第13の満足　患者と家族を救う、薬の「家庭天秤法」…………89

第14の満足　専門医の期待を集める、フェルラ酸含有食品…………95

第15の満足　抑肝散は、レビー小体型やピック病とよい相性…………104

第16の満足　レビー小体型認知症　①その正体にせまる！…………109

第17の満足　レビー小体型認知症　②症状による処方…………116

第18の満足　レビー小体型認知症　③改善例と誤診の怖さ…………122

第19の満足　ピック病の処方と改善例…………129

第20の満足　血管因子のからむアルツハイマー型を見抜く…………135

第21の満足　特発性正常圧水頭症と他の認知症の重複を見抜く…………142

第3章 介護・予防

第22の満足　認知症の人の持てる力を生かし、学ぶ……150

第23の満足　相手を「知る」努力が信頼関係を生む……154

第24の満足　介護サービスの活用で、本人も家族も元気に……158

第25の満足　車の運転をやめさせる対策……165

第26の満足　嚥下機能を保ち、改善させる対策……171

第27の満足　食生活こそ脳と体を守る基本……175

第28の満足　ボケを進めない生活習慣……183

おわりに……188

■介護保険の「主治医意見書」を作成するためのアンケート……190

■時計描画テスト用紙（B・C）……194

■時計描画テスト自動採点装置「クロッキー」の問い合わせ先……196

▼用語の解説

せん妄……………………………32
認知症と遺伝……………………38
興奮系、抑制系の薬……………43
無症候性脳梗塞…………………46
血小板抑制剤……………………48
T₂強調画像 ……………………48
医療保護入院……………………63
大球性貧血………………………66
悪性症候群………………………88
血清アルブミン…………………94
MIBG心筋シンチ、脳血流シンチ ……115
レビーセットと標的症状 ………119
永続的合併症 …………………146
胃瘻（PEG）……………………173
軽度認知機能障害（MCI）………181

著者のよこがお……198

■コウノメソッド薬剤表……197

■インターネットでの認知症に関する情報・相談……196

第1章 診断

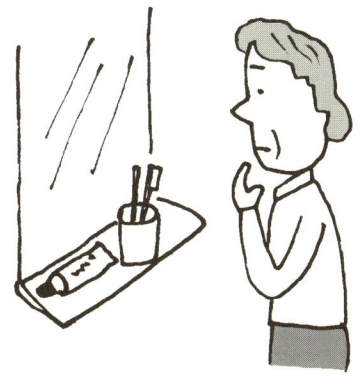

第1の満足

家族の話と複数のテストが、発見・診断のかぎ

せん妄 ▼ 32ページ

■ 家族の「気づき」こそ発見のかぎ

　私は若いころ、認知症病棟で当直業務を10年続けたことがあります。そこで学んだのは、診察室では正常に見えた老人が、夜になると錯乱状態になることでした。それは「夜間せん妄」といって脳血管性認知症に多い症状です。
　認知症患者はとりつくろいがじょうずで、医師が診察室で認知症を発見できる効率のよい検査をしないと、病気であることを見落としてしまいます。認知症の研修を受けていない一般の医師は、知能検査をせずに、患者の顔色や元気なふるまいを見ただけで「年のせいだから」と即断し、処方してくれないことが往々にしてあります。そのような場合は、別の専門医を探すほうが賢明でしょう。

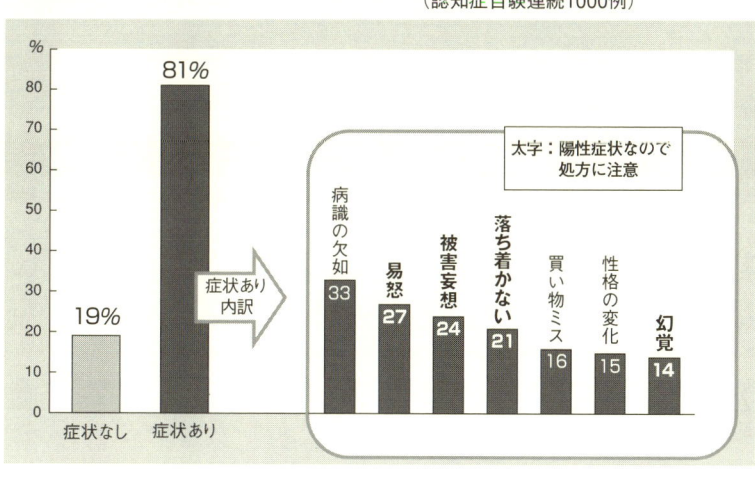

資料1-1 家族への問診表（もの忘れ以外の症状の有無）の結果
（認知症自験連続1000例）

太字：陽性症状なので処方に注意

症状なし 19%
症状あり 81%
症状あり内訳：
病識の欠如 33
易怒 27
被害妄想 24
落ち着かない 21
買い物ミス 16
性格の変化 15
幻覚 14

　患者さんと数十年いっしょに暮らしてきた家族が、「こんなことをする人ではなかった」「これしきのことで怒ったのは初めてだ」と感じたら、ほぼ間違いなく認知症です。つまり認知症の早期発見は家族には容易であり、医師にはむずかしいのです。認知症もがんと同じで早期発見、早期治療が大事です。家族は早く医者に連れていくべきですが、認知症が早期であるほど医師は認知症のサインを見落としやすい、というジレンマがあります。ですから、変な話ですが、医師に認知症を疑わせるようにみなさんがしむける必要があります。

　医学というのは、患者を診なくても家族への問診でわかるものです。あなたの家族のだれかが、もの忘れ以外に、**資料1-1**の「家族への問診表の結果」に記されているような症状、すなわち、「病識の欠如（記憶が悪いのに本人が認めない）、易怒（怒りっぽい）、妄想（とくに被害的な内容が多い）、落ち着かない、買い物ミス、性格の変化、幻覚」のどれか1〜2項目以上に該当するなら、ほとんど認知症と考えて問題ありません。

　私の経験した認知症患者約1000人の結果では、こうしたもの忘れ以外の症状を1つ以上持っていた初診患者は8割でした。ですから、あなたも家族を受診させる際には、医師に受診者がここに該当する症状を持っていることを、ちゃんと知らせてください。

認知症は、うつ病と似た症状を示すこともありますが、前述のような症状はほとんど該当しないはずです。うつ病の場合は、「うつ病の可能性あり」、「うつ病の疑い」、「たぶんうつ病」、「うつ病」の4段階を判断する重要なチェック項目があります。これについては第4の満足でお伝えしますので、チェックしてみてください。

というわけで、みなさんに実行してほしいことがあります。最初に受診した医師から認知症ではないと言われても、うのみにはしないで、医師がなにを根拠に認知症でないと言うのかを、診察室でじっくり観察していただきたいのです。これからお話しするような診察がきちんとなされることが理想です。

■ 改訂長谷川式スケールは言語性知能を見るテスト

認知症かどうかを鑑別するうえで最も大事な検査は、知能検査です。改訂長谷川式スケール（HDS-R）（資料1-2）といって、年齢、日づけ、計算、短期記憶などを聞きとりによって調べる知能検査が一般的です。言葉を使って調べるので、「言語性知能」の状態を診断する検査です。

医師によっては、ミニメンタルステート検査（MMSE）というアメリカの検査をする場合もあります。どちらも30点満点です。いうまでもなく、検査用紙は、けっして受診者に事前に見せてはいけません。受診者には予習などさせずに今の状態をそのまま示すことが、正しい診断につながります。

しかし、こうした検査には欠点があります。白黒はっきり診断できる境界がない、とい

16

改訂長谷川式簡易知能評価スケール

No.	質問内容		配点	記入
1.	お歳はいくつですか？（2年までの誤差は正解）		0　1	
2.	今日は何年の何月何日ですか？ 何曜日ですか？ （年月日、曜日が正解でそれぞれ1点ずつ）	年	0　1	
		月	0　1	
		日	0　1	
		曜日	0　1	
3.	私達が今いるところはどこですか？ （自発的に出れば2点、5秒おいて、 家ですか？ 病院ですか？ 施設ですか？ の中から正しい選択をすれば1点）		0　1　2	
4.	これから言う3つの言葉を言ってみてください。あとで また聞きますのでよく覚えておいてください。（以下の系 列のいずれか1つで、採用した系列に○をつけておく） 1：a) 桜　b) 猫　c) 電車　2：a) 梅　b) 犬　c) 自動車		0　1 0　1 0　1	
5.	100から7を順番に引いてください。 （100－7は？ それからまた7を引くと？ と質問する。 最初の答えが不正解の場合、打ち切る）	100－7	0　1	
		93－7	0　1	
6.	私がこれから言う数字を逆から言ってください。 （3桁逆唱に失敗したら打ち切る）	6-8-2	0　1	
		3-5-2-9	0　1	
7.	先ほど覚えてもらった言葉をもう一度言ってみてください。 （自発的に回答があれば各2点、もし回答がない場合、 以下のヒントを与え、正解であれば1点 　a) 花の咲く木　b) 動物　c) 乗り物）		a：0　1　2 b：0　1　2 c：0　1　2	
8.	これから5つの品物を見せます。それを隠しますので 何があったか言ってください。 （時計、鍵、タバコ、ペン、硬貨など相互に無関係なもの）		0　1　2 3　4　5	
9.	知っている野菜の名前をできるだけ多く言って ください。 （答えた野菜の名前を右欄に記入する。 途中で詰まり、約10秒待っても出ない場合は そこで打ち切る） 5個までは0点。6個＝1点、7個＝2点、 8個＝3点、9個＝4点、10個＝5点		0　1　2 3　4　5	
	満点：30点 （20点以下は認知症の疑いあり）		合計 得点	

う点と、得点が患者の教養に左右される、という点です。改訂長谷川式スケールの場合、統計学的には20点以下を認知症とすれば最も分別性が高いといわれていますが、私は28点であっても認知症と診断できます。

認知症なのに得点が高いというケースは、記憶中枢以外の部位（前頭葉）から萎縮するピック病のような患者や、教育程度が高い人です。逆に得点が低いのに認知機能は正常の人もいて、それはたとえば戦争で小学校を卒業できなかったような人です（総合点数以外に、アルツハイマー型認知症の潜在を見つけるチェックポイントがありますが、これは第5の満足の最後に紹介します）。したがって、この検査をしても総合得点だけしか見ないようでは、診断として充分とはいえません。

さて、教養に左右されない検査はないのでしょうか。最近ようやく必要性が認識されてきた検査に、時計描画テストがあります。改訂長谷川式スケールでは見逃されてしまうことのある、「動作性知能」の低下を把握するテストです。これについては、次の第2の満足でくわしくお伝えしましょう。

第2の満足

生活能力の低下をよく反映する、時計描画テスト

時計描画テストで動作性知能をチェック

 第1の満足でお話ししたように、改訂長谷川式スケールは「言語性知能」の状態を調べるテストで、得点が患者の教養に左右されやすいなどの問題があります。それに対して、これから紹介する時計描画テストは「動作性知能」を調べるものです。紙に時計の絵を描いてもらったり、指示した時刻の針を入れてもらったりするテストです。

 巻末（194、195ページ）のテスト用紙をB5サイズになるように拡大コピーしたものなどを用意して、22ページの手順で試してみてください。認知症患者の約半数は、時計をどこかで描き間違えます。

 描き間違えにはいろいろなパターンがありますが、おもなものを49パターン（24ページ）

紹介しましょう。時計は、円、数字、針の3要素からなっていますが、円の描き方では小さすぎる患者が多くいます（認知症の4割）。数字では、個数が不足したり配列がおかしかったりします。針は10時10分が正しく描けない、といった異常が見つかります。

正常な人でも、27ページに示すようにうっかり同じ数字を描いたり、針がちゃんと中央を通っていなかったりすることはありますが、2か所以上おかしい点がある場合は、ほぼ認知症の疑いが濃厚といえます。うつ病と診断されていたら、それは誤診かもしれません。時計描画のへたな患者さんは、自動車の運転で事故をおこすことが多かったり、料理が前よりへたになっていたりするはずです。生活能力の低下とよく相関するのです。

画像診断待ちでは早期発見はできない

改訂長谷川式スケールなどの言語性知能のテスト、そしてこのような動作性知能のテスト、このどちらかが低下していれば、認知症確定です。

こうした知能テストを医師がきちんと行うかどうかを、見ていてください。もし、なにもせずにCT（エックス線を使って脳など体内を輪切りのような画像にして見る装置）やMRI（磁気と微弱な電波を使って脳など体内をさまざまな断面画像にして見る装置）などの画像検査だけをして、「脳萎縮は少ないから認知症ではないですよ」と医師がおっしゃるのなら、その言葉を信じる義務はありません。

画像検査は、どういった種類の認知症かを鑑別するためのものであり、早期発見のために使うものではありません。

極端な話をすれば、画像検査をしなくても認知症かどうかの

20

第2の満足

診断と、そして不穏な行動のある患者さんをおとなしくさせる処方は、すぐにできるのです。受診者が暴れて、家族はその日のうちにおとなしくなる薬を出してほしいのに、「MRIの予約は3週間待ちです」と突き放すような病院では、とうてい家族は救われないでしょう。

あなたは、「年のせいですよ」という判定や、何週間も待たされる診断に、満足できているでしょうか？

時計描画テストの方法

準備と手順（資料2-1）

白紙のB5サイズの紙（A）と、194、195ページのB・Cの絵をB5サイズに拡大コピーした紙の合計3種類の検査用紙と、鉛筆を用意します。テストを受ける人の周囲に時計がないようにしておきます。もし時計をカンニングしたら、認知症の可能性が濃厚です。

❶「A」（白紙）に「時計の絵を描いてください」と指示します。意味がわからないようであれば「時計の文字盤を描いてもらいたいので、まず大きな丸を描いて、その中に時計の数字を全部描いてください」と言い直してもけっこうです（「数字を12個描いて」などと個数は言わないこと）。

数字を12、3、6、9の4個しか描かなかったなら、それで終了とします（位置が正しければ正常とみなします）。

❷次に「B」（直径8.0cmの円の描かれた用紙）を渡して、「すみませんが、念のためもう一度、今度は時計の数字だけすべて描いてください」と指示します。

❸最後に「C」（完成された文字盤の描かれた用紙）を渡して、「それでは、ここに10時10分を示す針を描いてください」と指示します。なかなか描かないようだったら、「だれかがこれを見て10時10分だとわかればいいですから、なにか描いてください」と言い添えます。時間は無制限。テストを受けている人が不機嫌になったら終了します。

資料 2-1 時計描画テストの準備と採点配分（Kono K, 2000）

満点9　19段階（0〜9）

	書式		採点対象	満点	減点
A	□	18.2cm×25.7cm（B5） 時計の絵を描いてもらう （円と数字）	円	1点	−0.5点
B	○	円（8.0cm）のみ記入済み 数字だけ記入してもらう	数字	6点	−0.5点
C	⊙	文字盤（8.0cm）完成済み 10時10分の針を描いてもらう	針	2点	−0.5点

筆者考案の採点方式

資料 2-2　時計をカンニングする場合は認知症の可能性が大きい

腕時計をカンニングする　　柱時計をカンニングする

結果の見方

●採点は、資料2-1に示すように9点満点として描き方の異常により0.5点刻みで採点します（Aは円が描ければ1点、Bは数字2個で1点、Cは針1本で1点）。しかし、各パートで異常が複数あっても減点は0.5点までとします。時計の絵として見た目に異常があれば認知症の疑いが濃厚です。2か所以上に異常がある（8点以下）なら、ほぼ認知症といえます。ただし、認知症なのに完璧に描ける患者が約半数いるので、その点には注意が必要です。

●認知症が疑われる描き間違えのパターンは24〜26ページを参照してください。27ページには正常者でもまれに見られるおかしな描き方を示しましたが、これも2か所以上ある場合は認知症が疑われます。円や数字や針が常識的な範囲で描けなかったら認知症です。うつ病ではありません（ただし、まれにうつ病と認知症を合併した人はいます。抗うつ薬を合併した人はいます。抗うつ薬を飲んだほうが調子がよいなら、その薬はやめないことが大事です）。

※「A」で円と数字を描かせた理由は、大きな円に数字を描かせると数字の配列がおかしくなる患者が多いからです。一種の負荷テストといえます。これを私は「大円混乱」現象と呼んでいます。

※前述のように、最終的には満点をとれた人でも、途中で時計をカンニングした場合は認知症の疑いがあります（資料2-2）。

※時計描画テスト（CDT／clock drawing test）は元はアメリカで始まったもので、私は早くから関心を寄せて研究し、絵の異常と認知症との相関を確信しました。最近は日本でも徐々に広まってきていますが、問題は一定した検査法、採点法が確立されていないことです。そこで、1000人以上の患者にこのテストを試した結果をもとに、この評価法を考案しました。また、異常な絵のチェックポイントや出現頻度、正常者でも生じやすいミスなどをおおかた把握して、24〜27ページのように評価の参考として示しました。得点より描かれた絵の異常性を見ることが、認知症の評価には重要であると考えています。

異常を示す49のパターン

調査した認知症患者数1099人。絵の下の実数および％は出現数および出現割合。

カテゴリー1（円の異常）

#=No.

a. 大きさの異常

#1 過小
418/1066 (39.2%)

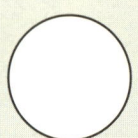
#2 過大
3 (0.3%)

#3 円なし
33 (3.0%)

b. 形の異常

#4 ゆがみ
4 (0.4%)

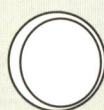
#5 二重円
3 (0.3%)

カテゴリー2（数字の異常）

a. 数字の消失

#11 消失
128 (11.6%)

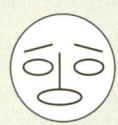
#12 人の顔
6 (0.5%)

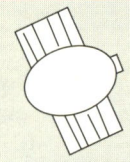
#13 外観のみ
2 (0.2%)

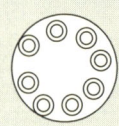
#14 位置のみ
6 (0.5%)

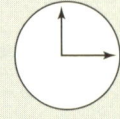
#15 末尾表現
／現時刻
3 (0.3%)

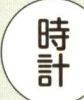
#16 針のみ
2 (0.2%)

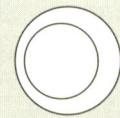
#17 字・漢字
11 (1.0%)

#18 円の保続
6 (0.5%)

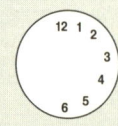
#19 半側
（左側）無視
4 (0.4%)

24

b. 数の異常

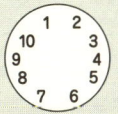 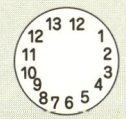 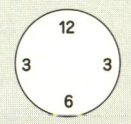 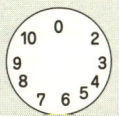

#21 数字の不足　　#22 数字の過剰　　#23 数字の重複　　#24 ゼロからの
79(7.2%)　　　　　13(1.2%)　　　　　52(4.7%)　　　　　出発
　　　　　　　　　　　　　　　　　　　　　　　　　　　　1(0.1%)

c. 位置の異常

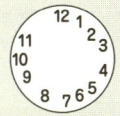 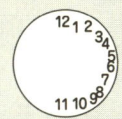 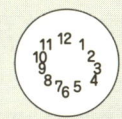 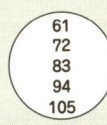 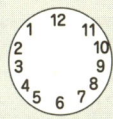

#31 部分偏位　　#32 全体偏位　　#33 円との解離　　#34 二列(一列)　　#35 逆回転
108(9.8%)　　　　37(3.4%)　　　　66(6.0%)　　　　　41(3.7%)　　　　　34(3.1%)

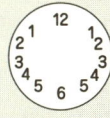 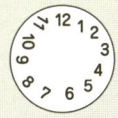 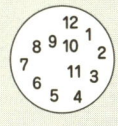 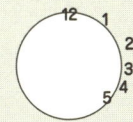

#36 二方向　　#37 外(内)向き、　　#38 竜巻　　#39 円外、線上
2(0.2%)　　　　 横向き　　　　　　27(2.5%)　　30(2.7%)
　　　　　　　 11(1.0%)

d. 表示法の異常

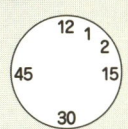 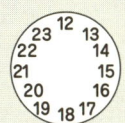 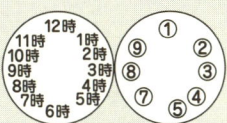

#41 時分混同　　#42 夢の続き　　#43 蛇足
9(0.8%)　　　　　11(1.0%)　　　　7(0.6%)

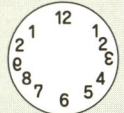 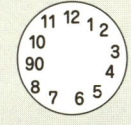 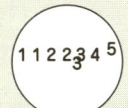

#44 鏡像　　#45 数字の融合　　#46 数字の保続
5(0.5%)　　　2(0.2%)　　　　　4(0.4%)

カテゴリー3（針の異常）

a. 針の忘却

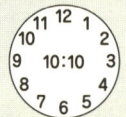
#51 デジタル表示
149(13.6%)

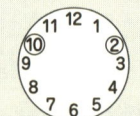
#52 数字マーキング
58(5.3%)

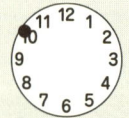
#53 針先マーキング
23(2.1%)

b. 分概念の忘却

#61 10時50分現象
92(8.4%)

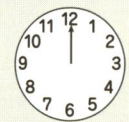
#62 とりあえず12時
48(4.4%)

c. 本数の異常

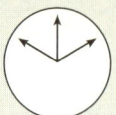
#71 3本針
34(3.1%)

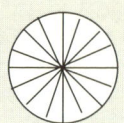
#72 放射線
26(2.4%)

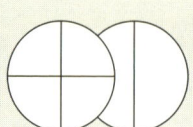
#76 4(2)分割
21(1.9%)

d. 位置の異常

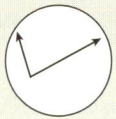
#81 中心不通
42(3.8%)

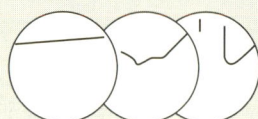
#82 直通（直線、円弧、肩）
12(1.1%)

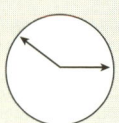
#84 不正確
7(0.6%)

e. 形・方向の異常

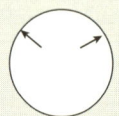
#91 寸足らず
27(2.5%)

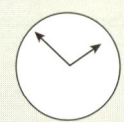
#93 長短あいまい
157(14.3%)

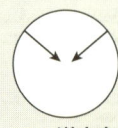
#94 逆方向
22(2.0%)

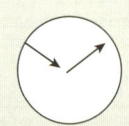
#95 一方通行
4(0.4%)

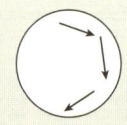
#96 メリーゴーランド
3(0.3%)

26

正常な人でもまれに見られる異常

正常な人（おもに老人）においては、得点8.5点以上の人が96.1％を占めた。
2か所以上間違えた正常者は、80人中1人しかいなかった（1.3％）。

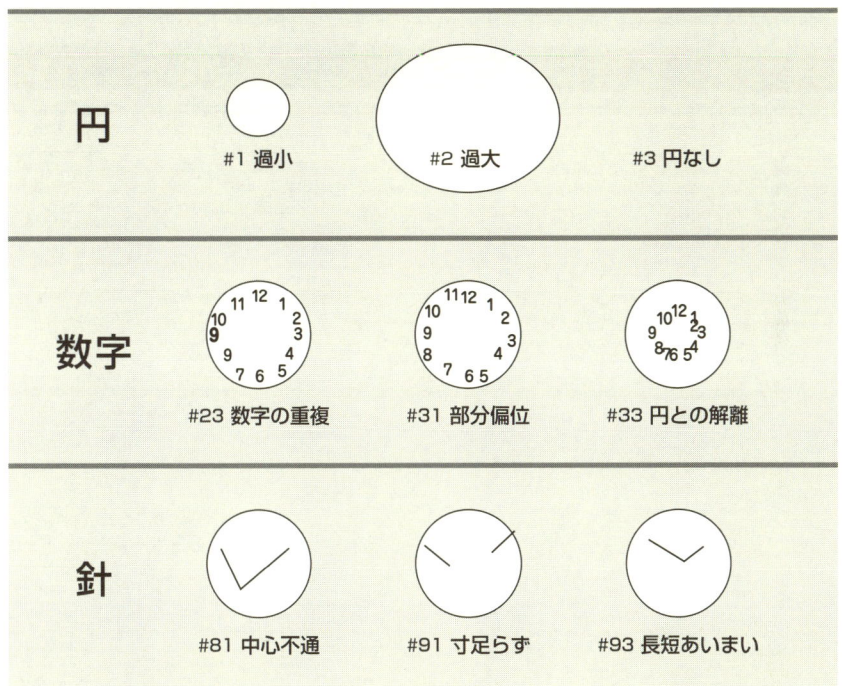

時計描画テスト自動採点装置「クロッキー」
　時計描画の結果を、全国どこでも平等に正確に採点できる装置があります。この装置クロッキーのすぐれた特徴は、採点の結果だけでなく、描いていく過程で長考したりカンニングをしたりした時間が測定されるという点、また、既往が記録できるので何回も定期的に行う場合に過去の結果と比較ができる、という点です。
　大勢のサンプルを採点したいと考えている医療関係者、役所、保健所、医師会、老人施設など、あるいは研究機関は、メーカーに試用セットを請求してください。実際に装置がどのように採点するかを体験できます（一般のかたはご遠慮を）。
問い合わせ：株式会社ユメディカ（196ページ）

第3の満足

なにによる認知機能低下か、その原因分析が重要

■認知症の王様、アルツハイマー型は潜伏期間が長い

認知症にはいろいろなタイプ（病型）があります。認知症の疑いがあるとわかったら、病型を医師にしっかり鑑別診断していただくことは、治療のうえで大切です。その際には、CTやMRIといった画像診断やSPECT（脳血流シンチ）といった一種の脳機能を画像化してくれる検査などが必要になります。

認知症の約6割はアルツハイマー型認知症と推測されます（**資料3-1**）。しかし、脳血管性認知症と合併した混合型認知症も一種のアルツハイマー型認知症ですから、それを集計すると、アルツハイマー病変の脳を持った認知症患者は7割以上いるとみられます。

資料3-1 認知症の種類別の出現割合

		著者の外来での割合	小阪憲司先生
1	アルツハイマー型認知症	60%	60%
2	レビー小体型認知症	12%	21.6%
3	混合型認知症	10%	
4	脳血管性認知症	8%	16.4%
5	ピック病（前頭側頭型認知症）	5%	
6	その他	5%	

小阪憲司先生（横浜市立大学名誉教授）の数字は、2008年3月の講演におけるもの。
レビー小体型認知症がどんどん増えているとのことであった。

　アルツハイマー型認知症は、恐ろしいことに潜伏期間が10〜20年もあるといわれています。最初に脳内の神経細胞の表面にアミロイドたんぱくという異常なたんぱく質が凝集しはじめ、老人斑といわれるシミを形成します。やがて神経細胞の中に神経原線維変化という糸くず状の病変がそろうと、正常な神経細胞が層状脱落といって大量に死滅しはじめます。その原因は、脳内に神経毒が発生するからと考えられます。

　神経細胞の残り数がある程度の限界に達すると、新しい記憶ができなくなったり道に迷うようになったりして認知症として発病することになります。つまり臨床的には初期であっても、脳内の病理組織は末期に入っているということになります。

　アルツハイマー型認知症は、最初は記憶などをつかさどる側頭葉や、空間認識などをつかさどる頭頂葉（資料3-2）から萎縮がはじまってくるといわれます。脳の萎縮部位は脳血流シンチでこれらの部位が有意に血流低下をおこしてくるので、脳血流シンチでこれらの部位が有意に血流低下をおこしていれば、アルツハイマー型認知症の生前診断はほぼ確定的といってよいでしょう。

　将来は、脳内のアミロイドを画像化するPET（ポジトロン・エミッション・トモグラフィー）が脳ドックに組み入れられて、発病前の診断がある程度可能になると考えられています。

資料 3-2 大脳の脳葉とそのおもな働き

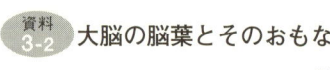

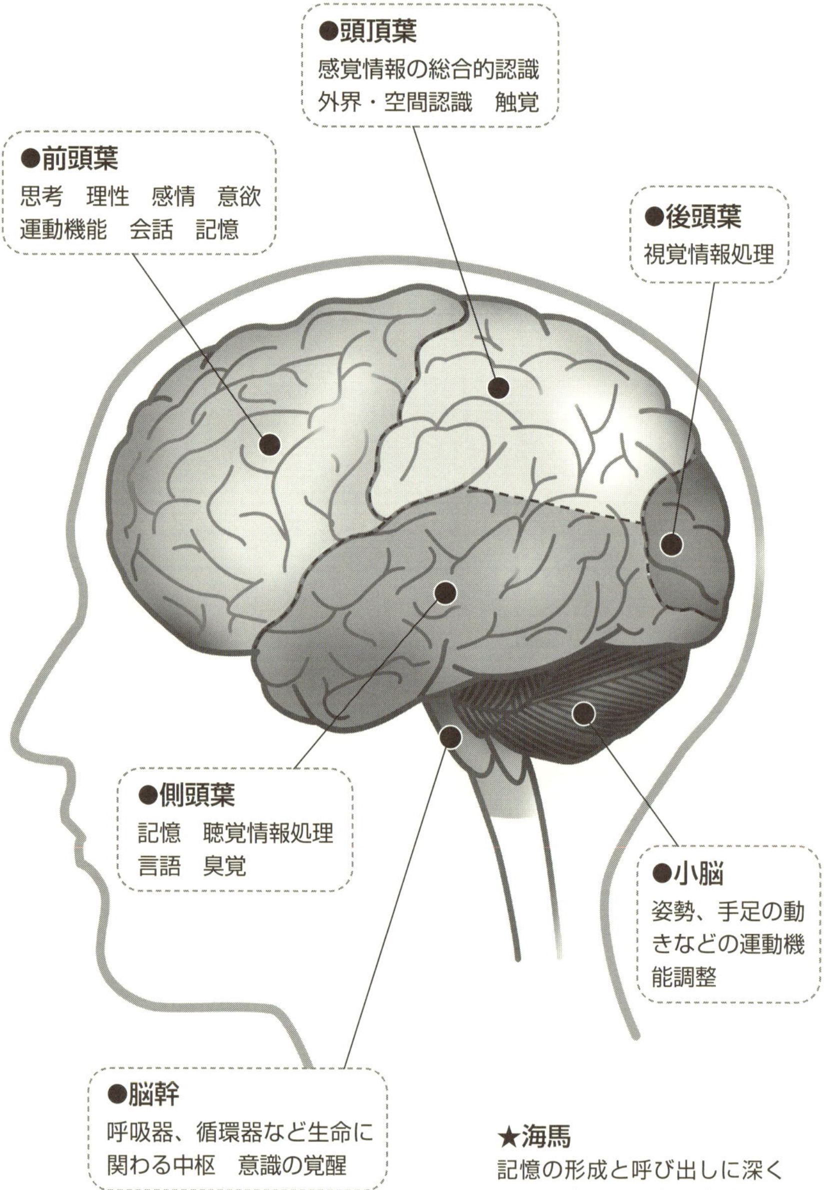

● 頭頂葉
感覚情報の総合的認識
外界・空間認識　触覚

● 前頭葉
思考　理性　感情　意欲
運動機能　会話　記憶

● 後頭葉
視覚情報処理

● 側頭葉
記憶　聴覚情報処理
言語　臭覚

● 小脳
姿勢、手足の動きなどの運動機能調整

● 脳幹
呼吸器、循環器など生命に関わる中枢　意識の覚醒

★ 海馬
記憶の形成と呼び出しに深く関わる海馬は、大脳半球の下のほう（側頭葉の内側部）にある大脳辺縁系の一部。

脳画像の診断だけでは見落とすこともある

じつは、認知症の多くの病型診断は、患者の死後脳組織で確定されるものです。しかし、それでは医者は治療ができないので、生前になんとか診断をつけたいのです。ただ、もの忘れの始まった受診者全員に、脳血流シンチのような高額な診断機器を用いて病型を調べるというようなことをしている国は、世界中どこにもありません。なるべく症状やCT程度の機器の検査だけで診断し、すみやかに治療を開始するのがベテランの臨床医というものです。

アルツハイマー型認知症の人の脳の萎縮部位と症状とは、おおむね相関するものです。初発症状で迷子になったような場合は、空間の見当をつける頭頂葉の萎縮が強いはずですし、新しい記憶がまったくできないような場合は、側頭葉内側部にある海馬という記憶の出入り口の萎縮が強いということが想像できます。

それでは、アルツハイマー型認知症はCTやMRIで簡単にわかるものなのでしょうか。おそらく6割の患者は典型的なアルツハイマー型の萎縮を示すでしょうが、残りの患者は非典型的で、海馬の萎縮がほとんどないという場合すらあります。

認知症患者を大勢診ていない医師は、医学書の知識だけで「海馬は萎縮していないからアルツハイマーではない。年のせいです」と決めつけてしまいがちです。医学書には病状の典型例しか書かれていません。私は、患者さんの症状と画像所見が矛盾した場合は、症状を重視しています。画像ばかりを重視する医師には、混合型認知症の診断もむずかしい

▼せん妄

軽度の意識障害で、不穏状態になること。全身麻酔の手術のあとに2、3日おかしくなるのは、術後せん妄という。低肺機能の人が肺炎を併発して脳の酸欠でせん妄をおこす、脳血管性認知症の人が夕方からせん妄をおこす（夜間せん妄）、などのケースがある。一過性せん妄だけで、その後は正気に戻った場合は認知症とはいえないが、将来認知症になりやすい人だとは想像される。

認知症の中でもレビー小体型認知症の患者では、毎日せん妄を合併している患者もおり、食事摂取がままならない場合は在宅介護がむずかしくなる。つまり、認知症患者がせん妄をおこすという状況は、在宅介護困難のサインになる。

でしょう。混合型認知症の場合は、症状でアルツハイマー型に気づき、画像で脳血管障害を確認する、という両刀遣いが必要になるからです。

アルツハイマー型認知症の脳内の病変は徐々に悪化し、症状としてもそれに比例して少しずつ悪化していくのが平均的です。

しかし、デリケートな人間のことですから、精神的なストレスや肉体的なストレスで、急におかしくなることもあります。たとえば、不慣れな結婚式のスピーチをさせられてあがってしまい、頭の中が真っ白になって自分がどこにいるのかわからなくなって緊急入院した患者さんがいます。その人は精密検査の結果、すでにアルツハイマー型認知症になっていて、ストレスによって病状が表面化したということがわかりました。1人暮らしであったり、日ごろから単純作業しかしていなかったりすると、記憶力低下が周囲の人に気づかれないことがあります。

●脳血管性認知症は感情の起伏がおきやすい

アルツハイマー型とは原因の異なる認知症の1つとして、脳卒中をおこしたあとに発病する場合があります。これを脳血管性認知症といいます。脳血管性認知症では前頭葉の血流が減るために、泣きじょうごになったり怒りっぽくなったりする人が多く、夕方からいっそう脳血流が減るため「夜間せん妄」や不眠になりやすい傾向があります。アルツハイマー型と脳血管性認知症の違いを**資料3-3**に示しました。

脳卒中とは、脳梗塞、脳出血、クモ膜下出血、一過性脳虚血発作（TIA）のいずれか

資料3-3 二大認知症のおもな障害部位と症状

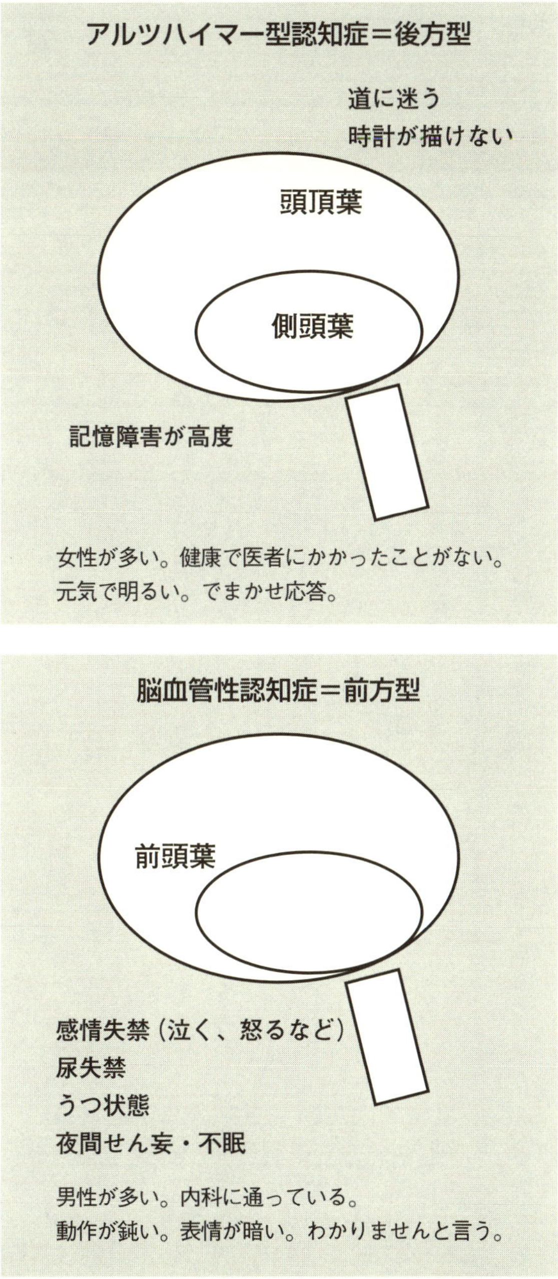

アルツハイマー型認知症＝後方型

道に迷う
時計が描けない

頭頂葉
側頭葉

記憶障害が高度

女性が多い。健康で医者にかかったことがない。
元気で明るい。でまかせ応答。

脳血管性認知症＝前方型

前頭葉

感情失禁（泣く、怒るなど）
尿失禁
うつ状態
夜間せん妄・不眠

男性が多い。内科に通っている。
動作が鈍い。表情が暗い。わかりませんと言う。

によって、はたから見て異常に気づかれる発作を総称した言葉です（クモ膜下出血が脳卒中に入るかどうかは、学者によって意見が異なるようです）。これらのうち、脳血管性認知症で最も多い原因は、脳梗塞です。ただ、手足を麻痺させる梗塞と認知症をおこしやすい梗塞とではタイプが異なっていて、前者は比較的大きな梗塞、後者は脳卒中にならないような小さな梗塞の多発でおきやすいものです。日本では最近、脳血管性認知症の中でも

この多発脳梗塞性認知症が増えています。アルツハイマー型認知症のように少しずつボケてきて、手足の麻痺などはないことが多いので、発見が遅れやすいのが怖い点です。また、はっきりした麻痺症状が出ないために、脳ドック（MRI）でしか発見できないところも問題です。

高血圧や糖尿病や高コレステロール血症の治療を10年以上きちんとしていない人は、100％梗塞があると思ってください。40歳を越すと正常な人でも涙もろくなるものですが、60歳を過ぎて怒りっぽくなった人は、認知症の可能性が否定できません。

また、「もの忘れ外来」に行くこと自体が、種々の認知症の可能性を強く示しています。そういう場合は、医師にあらかじめ「健康診断だとうまく言ってください」と、頼んでおくとよいでしょう。認知症の兆候が感じられたら、家族がうまくウソをつくことが大事です。それが家庭の平和を守ります。

なお、アルツハイマー型認知症と脳血管性認知症を合併することもあります（混合型認知症）。それとは別に、無症候性の脳梗塞とアルツハイマー病変の合併などむずかしいケースもありますが、これらは追ってお話ししていきます。

誤診されやすい
レビー小体型認知症とピック病

ここ10年で急激に知られるようになり、マスコミが新型認知症と騒いでいる認知症があります。レビー小体型認知症です。レビー小体という病変が大脳皮質と脳幹部に広く出現

34

するのを特徴とする認知症です(資料3-4)。この病気については、すでにNHK教育テレビでも、朝日放送系の「最終警告！たけしの本当は怖い家庭の医学」でも紹介されました。また、新聞などでもとり上げられています。中でも読売新聞は、「レビー小体型認知症の幻視には、漢方薬の抑肝散が効く」というような専門的な記事まで大きな紙面で掲載しました。それほど話題になっていますが、問題なのは、医師の多くがまだよく知らないという現実です。

姿勢は前かがみで、表情が乏しく、手を振らずに小刻みで歩く現象をパーキンソニズムといい、とくに片手の振戦（規則的な震え）がある場合をパーキンソン病といいます。その兄弟にあたるやっかいな認知症が、レビー小体型認知症です。

レビー小体型認知症には、パーキンソニズムではじまる患者、うつ状態ではじまる患者、幻視ではじまる患者の3タイプがあり、たいていはパーキンソン病、うつ病、アルツハイマー型認知症などと診断されています。それも無理はなく、症状がすべて出揃うのに5年以上かかることもあるのです。私もときどき、「最初はアルツハイマー型と診断していたけれど、幻視がでてきたので、レビー小体型でした。ごめんなさい」と謝って処方を変えることがあります。こればかりは誤診を責めることはできませんし、誤診とはいえないかもしれません（これについては第2章でお話しします）。

そうはいっても、医師の処方が180度違っていて患者が寝たきりになってしまう例も現実におきており、それはやはり問題というべきでしょう。

レビー小体型認知症は薬剤過敏のことが多く、市販のかぜ薬で丸1日寝てしまったり、パーキンソン治療薬でゲロゲロ吐いたり、ということがおき得ます。幻視や妄想があり、

資料 3-4 　変性性認知症とパーキンソン病の病理組織とそのおもな分布

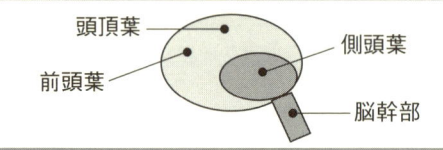

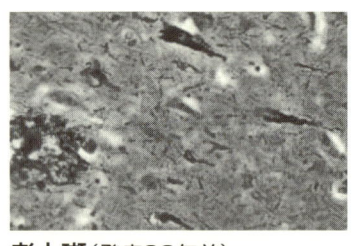

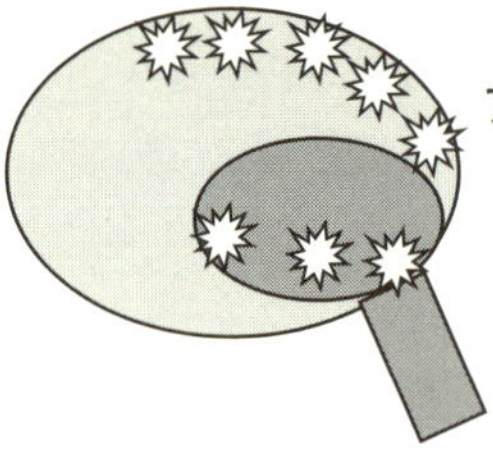

頭頂葉
前頭葉
側頭葉
脳幹部

老人斑（発病20年前）
アルツハイマー原線維変化

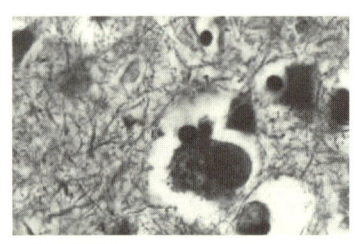

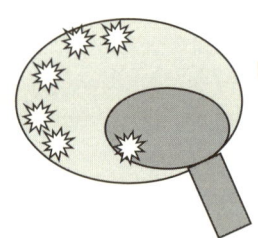

アルツハイマー型認知症

ピック球

ピック病

レビー小体

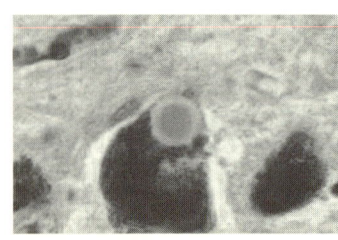

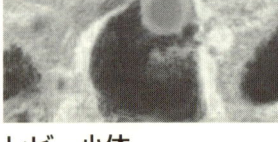

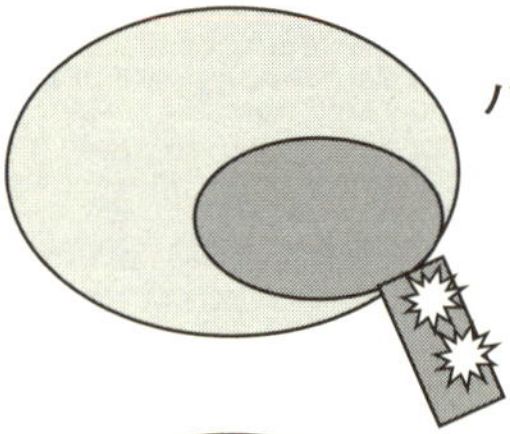

パーキンソン病

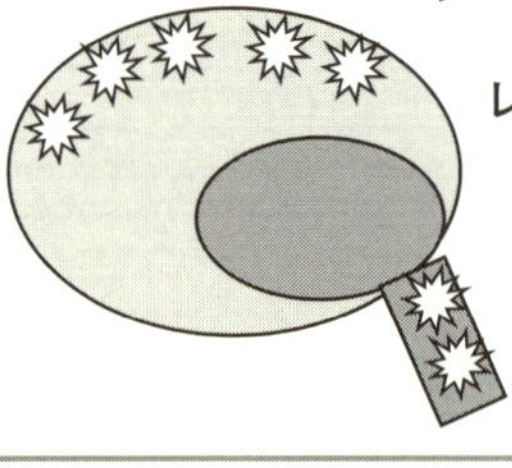

レビー小体型認知症

36

「泥棒が入った」と警察に電話してしまうなどの行動の1つです。ですから、そのような行動が見えたら、レビー小体型の症状がそろっていなくても、医師が別の診断をしていたとしても、レビーの可能性を考えて注意を払いましょう。

ピック病も、最近よく知られるようになってきました。これは、前頭葉だけが強く萎縮するために、万引き、無愛想、入浴しなくなるなどの社会的な問題を引きおこす困った認知症です。患者は50〜60代が多く、中には80代以降で発症する場合もあります。知能検査では高得点をとり、画像では脳萎縮が軽い場合もあるので、最初は精神病と思われることがあります。極端に甘いもの好きになったり、同じものしか食べない、同じ文字を書き続ける、同じ道しか往復しないなどの常同行為が見られたりするのが特徴です。アルツハイマー型認知症と誤診されると、アリセプト（塩酸ドネペジル）という認知症の薬が処方され、そのために暴力行為が出てきて緊急入院という事態を招くこともあるので、注意が必要です。これらの病気についてものちほどくわしくお話しします。

認知症症状をおこす病気はほかにもいろいろある

そのほか、ボーッとして元気がない老人は、甲状腺機能低下、正常圧水頭症、慢性硬膜下血腫の場合もあるので、血液検査や画像診断を早く受けておきましょう。

胃がんで胃を全摘した人は、術後4年以降にビタミンB_{12}欠乏になって認知症になることがあります。また、胃を切っていなくても検診で「大球性貧血」を指摘された人は、早めに

血中のビタミンB_{12}と葉酸を測定してください。これらの不足で認知症になった場合は、治癒可能です。

また、肝硬変で血中アンモニアが上昇した場合も、ボケ症状が出ます。点滴を受けましょう。肺結核の手術で日ごろから低肺機能の人や間質性肺炎の人は、肺炎をおこすと一時的に酸素欠乏でボケ症状がおきます。入院して酸素療法を受ける必要があります。

大きな音に体をビクンと反応させ、どんどん歩けなくなっていく病気に、クロイツフェルト・ヤコブ病があります。視点が定まらない、体が硬くなって手は開いたまま宙に浮いている、口が開いたままでよだれがたれる、などの症状もよく見られます。この診断には脳波検査が必要です。

このように、認知症と一口にいってもいろいろあります。「認知症」というだけでそれ以上の説明がないとしたら、その医師は認知症をあまり理解していないかもしれません。確かに病型診断がむずかしい患者もいて、その場合はプライマリケア医（一般医、家庭医）では困難なことも少なくありません。しかし、家族としては遺伝なども気になるでしょう。単に認知症というだけで病型が不明でも、あなたは満足できますか？

認知症と遺伝

▼アルツハイマー型認知症のごく一部やレビー小体型認知症のほんの一部は家族集積性が見られる。ピック病はまず遺伝しない。家族集積性とは、ある病気が家族に多く見られることをいうが、その原因は遺伝子の遺伝とは限らず、環境要因（生活スタイル）にあることも考えられる。

38

認知症発見者の顔ぶれ

●アルツハイマー病

アロイス・アルツハイマー（ドイツ）。1901年に診察したアウグステという患者を1906年に南西ドイツ精神医学会に発表し、師匠のクレペリンが1910年発行の教科書でアルツハイマー病として大きくとり上げた。精神科教授着任寸前で病死した。アルツハイマー病は米国学派が好んで用いる名称だが、世界的にはアルツハイマー型認知症と呼ばれる。おもに臨床系の学者によって、64歳以下で発病した患者を狭義のアルツハイマー病、65歳以上の発病者をアルツハイマー型老年痴呆（今では死語）と分けていた時期もある。

●レビー小体型認知症

小阪憲司（日本）。横浜市立大学名誉教授。元同大学医学部精神科教授。1976年以降の研究報告により、世界的にこの認知症が知られるようになった。彼は1984年にびまん性レビー小体病と名づけたが、1995年の国際ワークショップでレビー小体型認知症と命名された。本来、小阪病と呼ばれても不思議ではない日本人の業績である。

レビー小体型認知症と同様にレビー小体の存在で診断されるパーキンソン病の発見者は、ジェームス・パーキンソン（イギリス）。1817年に小冊子に病状を初めて記載。脳内にレビー小体が発見されたのは1910年代。

●ピック病

アーノルド・ピック（ドイツ）。精神科教授。69歳で発病した男性で感覚失語（相手の言葉が理解できない）や異常行動が目立った症例を、1892年に報告した。日本人の大成潔（満州医科大学精神科教授）とスパッツ（ドイツの神経病理学者）がこの疾患をピック病と命名した。

●クロイツフェルト・ヤコブ病

ともにドイツの神経学者であるハンス・ゲルハルト・クロイツフェルト（1920）、アルフォンス・マリア・ヤコブ（1921）の別々の症例報告が最初。

第4の満足

年をとってきたら、うつ病より認知症を疑おう

■ うつ病とうつ状態は異なる

最近、日本では自殺者が増えている、これは確かです。自殺者は男性に多く、うつ病は女性に多い傾向があります。男性は過労や借金を苦にして自殺することが多くあり、また、統合失調症の患者も死にたくなるケースがあります。ところで、このことは自殺者イコールうつ病ではない、という事実を示しています。確かに世相は暗い話ばかりですが、氾濫する医学情報にまどわされて、自分もうつ病ではないかしらと誘導されないようにしたいものです。

ここで、うつ病についての認識の整理をしておきましょう。大事なことです。たとえば中年女性が、自分の息子が借金におわれているような状況におかれると、たいていの人は

資料 4-1　うつ病チェック表

段階	症状	判定
1	不眠、疲労倦怠感 頭痛、食欲低下	うつ病の可能性あり
2	2週間以上続いている	うつ病の疑い
3	以前好きだったことは楽しめるか	たぶんうつ病
4	日内変動（朝悪い）、 早期覚醒・途中覚醒の不眠	うつ病

渡辺洋一郎　Medical ASAHI 36(2)：62-63, 2007

うつ状態になります。しかし、それはうつ病とまではいきません。広い意味でのうつ状態は日常的にだれにでもおきることです。そのごく一部がうつ病で、薬を飲まないと眠れない、食事がのどを通らない、などの症状を伴います。うつ病には**資料4-1**のようなチェック表があるので、参考にしてください。

うつ病患者には遺伝素因が見られることが多く、母親が自殺しているとか、いとこが抗うつ薬を飲んでいる、といったケースがよくあります。性格の明るい両親を持つあなたが抗うつ病になるということは、あまりありません。もし抗うつ薬を飲んで元気になったなら、うつ病です（**資料4-2**）。この「実験」は診断のために一番大事な情報です。うつ病は画像診断ができないからです。

高齢になって元気がない場合は、精神科より老年科か神経内科に

第1の満足でお話ししたように、認知症でもうつ状態やうつ病と紛らわしい症状を示す場合があります。しかし、覚えておいていただきたいのは、高齢にさしかかった人で表情の暗い人は、うつ病よりも認知症の可能性のほうが高いということです。もし認知症であるのに抗うつ薬を飲ませると、その人のADL（心身の

41

資料4-2 うつ状態とうつ病の違い

抗うつ薬が効かない。
症状が悪化することもある。

（脳血管性うつ状態にはサアミオン。
レビー小体型認知症のうつ状態には
アリセプト1〜3mgが効果的。）

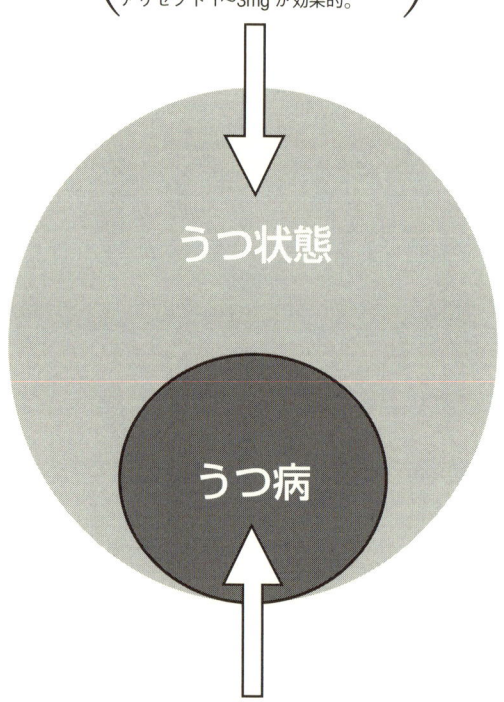

うつ状態

うつ病

精神科で治療すること。
抗うつ薬が必要。
放置すると自殺や栄養不良に。

活力）が奪われてしまいます。しかし、本物のうつ病なら自殺の危険性があるので、見落としもできません。

そこで安全な方法としておすすめしたいのは、記憶が衰えて表情が暗い場合は、まず老年科か神経内科にかかりましょう、ということです。その医師にもし「認知症ではありません」と判定されたら、精神科に行けばよいのです。なぜかというと、認知症の人が最初に精神科に行くと、「うつ病」と判定されることが多く、処方でよけいに認知症が悪化して

第4の満足

興奮系、抑制系の薬

▼筆者が創作した言葉。精神症状に使う薬は非常にたくさんあるので、一般の人はわかりにくいが、興奮系・抑制系とだけ覚えれば頭の中で整理できて、認知症患者の介護がしやすくなる。第12の満足、第13の満足も参照のこと。

〈興奮系〉

認知症治療薬のアリセプト、脳血流改善薬のサアミオン、抗パーキンソン病薬として使われるシンメトレル。さらに抗うつ薬ワイパックスや抗パーキンソン病薬ペルマックスで"ハイ"になる患者がいる。意識障害にはニコリン注射が効く。

〈抑制系〉

グラマリール、セレネース、セロクエル、リスパダール、抑肝散、ウインタミン、ジプレキサ、ルーラン（いずれも精神を安定させる薬）などがよく使われる。

しまうことがあるからです。とくに薬剤過敏性のあるレビー小体型認知症の人が抗うつ薬を処方されて飲むと、非常に悪い結果を招くことになります。

認知症の薬を販売しているのは国内では1社だけ、一方で抗うつ薬を販売している製薬会社はいっぱいあります。ですから開業医は、製薬会社の営業マンの「世の中、うつ病が多いですよ」という販売戦略に乗ってしまいがちです。

うつ病の人は抗うつ薬で元気になってしまうはずですから、2年も飲んでいて改善しないなら認知症ではないかと疑い、他の医師に相談すべきです。

病態によって作用が逆に働く抗うつ薬

うつ病の人は、朝調子が悪くて夕方元気になります。食欲不振、便秘、不眠などの症状があり、不定愁訴といって調子の悪い部位（症状）がコロコロ変わります。もちろん、認知症にうつ病が合併することもありますが、その場合は、脳血流改善薬のサアミオンや弱い抗うつ薬（ワイパックス、ドグマチールなど）で元気になることがよくあります。

抗うつ薬というのは、不思議な薬です。本物のうつ病の人がこれを飲めば興奮系薬剤として働いて元気が出ますが、もし認知症であったら抑制系薬剤として作用してその人の元気を失わせてしまうのです。私は、このことに気づくのに15年かかりました。

認知症専門医は、この抑制系作用を逆利用して、非常に凶暴な行動をする認知症患者に抗うつ薬を飲ませて穏やかにする、という特殊な処方をします。たとえば、集団生活上怒りっぽくて困っている認知症患者に、寝る前にテトラミドという抗うつ薬を飲ませると、

資料 4-3 抗うつ薬の二面性

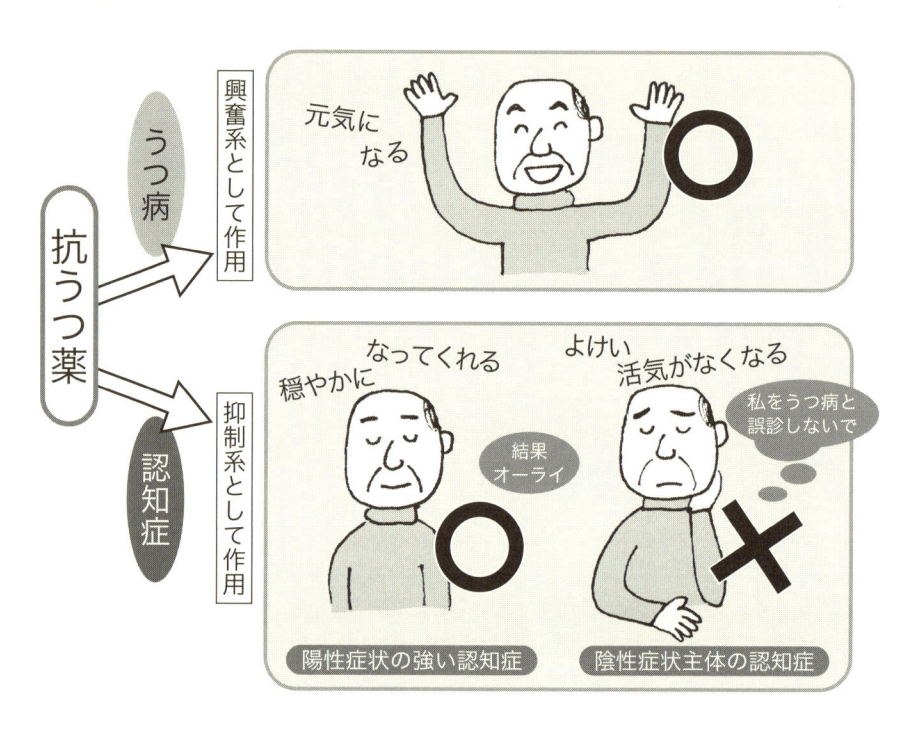

抗うつ薬
- うつ病 → 興奮系として作用：元気になる ○
- 認知症 → 抑制系として作用
  - 陽性症状の強い認知症：穏やかになってくれる（結果オーライ）○
  - 陰性症状主体の認知症：よけい活気がなくなる（私をうつ病と誤診しないで）×

翌日から素直になってくれることがあります。

しかし、うつ病と誤診される認知症患者は沈んでいるわけですから、抗うつ薬でよけいに抑制されて、食欲や脚力を奪われることになります。うつ病でない人が抗うつ薬を飲むと非常にだるくなるのです（**資料4-3**）。ただし、抗うつ薬は急にやめると危険を伴います。これについては第2章の88ページをお読みください。

元気のない人がうつ病か認知症かを鑑別することは、運命のわかれ道になるともいえます。ボーッとして生気のない家族（とくに老人）を看ているあなたは、「うつ病」という診断で満足できていますか？

44

第5の満足

脳血管性認知症と
アルツハイマーの合併に注意

症状のない脳梗塞から、やがて認知症に

　かつて日本は、脳血管性認知症が多い国として有名でした。しかし近年、高血圧の制御や食事の欧米化に伴い、脳血管障害が小規模化して、脳血管障害だけで重い認知症になる人は少なくなりました。先にもお話ししたように、現在日本でダントツに多い認知症はアルツハイマー型認知症で、脳血管性認知症は2位すらもレビー小体型認知症にゆずって3～4位になってきていると思われます。

　脳血管性認知症の多くは脳梗塞によるものです。そこで、脳梗塞と認知症との関連について説明しましょう。

　脳梗塞は、脳の血管が狭まったり詰まったりすることにより、脳細胞が酸素不足や栄養

無症候性脳梗塞

▼脳梗塞の自覚症状とは、手足のしびれ、頭痛、めまいなど中心性梗塞といいます。これが左大脳半球の梗塞であれば、失語症や知能低下、右半身麻痺をおこしやすくなります。右大脳半球の梗塞であれば左半身麻痺をおこしやすいのですが、こちらの場合はあまりボケません。なぜなら、日本人の多くが左大脳で物事を思考しているため、右大脳の梗塞は知能を落としにくいのです。

脳卒中の既往がない人でも、高血圧や糖尿病が長年続くと脳動脈の末端が壊死し、貪食細胞がこの腐った組織を食べにくるので洞穴状になります。これをラクナ梗塞といいます。ラクナ梗塞は知らないうちに多発して、おそらく3個以上になると認知症が出てきます（浴風会病院の病理データ）。病名でいうと、無症候性脳梗塞から多発脳梗塞となり、やがて多発脳梗塞性認知症となるわけです。症状がありませんから、早期発見のためには脳ドック（MRI）を受けるしかありません。CTやMRIの水平断面画像では、**資料5-1**のように脳梗塞が分布して見えます。

同資料で「とくに認知症になりやすい梗塞」の印をつけたもう1つの境界領域梗塞とは、脳梗塞の種類としてあまり聞き慣れない病名ですが、血圧が下がりすぎたときに動脈の支配領域の境界部まで血液が届かなくなって広範囲に脳虚血をおこす状態です。もともと動脈硬化が強かった人にしかおきないので、この梗塞をおこした人は当然認知症になりやすい背景を持っていたことになります。

ビンスワンガータイプと呼ばれる全般性の大脳虚血も、高血圧なしではほとんどおきないものです。多発脳梗塞もビンスワンガーも脳血管性認知症になりやすい梗塞で、重度になるとすり足歩行、ワイドベース（両足を左右に大きく開かないとバランスがとれない歩

資料 5-1 脳梗塞の種類

＊とくに認知症になりやすい梗塞

脳梗塞の名称	中心性梗塞	ラクナ梗塞＊	境界領域梗塞＊ (border zone infarction, watershed infarction)	血管攣縮による梗塞
原因	動脈硬化 （内腔狭小化） 塞栓 （血栓、脂肪、空気）	長年の高血圧 （日本人に多い） 無症候性脳梗塞 →多発脳梗塞 →多発脳梗塞性認知症	過度な血圧低下	クモ膜下出血
CT画像のモデル図	梗塞を生じた部分 左脳 失語 右脳 妄想		表層型 深部型	

ビンスワンガー(Binswanger)型びまん性虚血＊

- 長年の高血圧
- すり足歩行
- 尿失禁
- 認知症必至
- これとアルツハイマー型の合併は典型的な混合型認知症といわれる

血小板抑制剤

▶血小板の凝集を抑制すれば血栓はできにくくなる。すなわち血液をサラサラにする薬。プレタール、バイアスピリン、プラビックス、パナルジンなどがある。歯を抜く前は数日飲まないようにする必要がある。

T₂強調画像

▶MRIの画像には、T₁強調、T₂強調、拡散強調、FLAIRの4種類がある。脳梗塞はT₁強調で黒くT₂強調で白く映るものだけをいう。動脈周囲低吸収域（エタ・クリブレ）は、T₁強調にはなにも映らず、T₂強調で白く映るが、これは老化性ないし高血圧性変化であって梗塞ではない。

行）になります。

こうしたたびまん性（広範囲におこる）梗塞は、前頭葉の血流を激しく低下させ、感情失禁（泣き上戸など）、尿失禁、易怒（怒りっぽい）などをおこします。

動脈硬化の危険因子は、なんといっても高血圧が筆頭です。正常血圧の人に脳梗塞がおきるということは少ないものです。次に糖尿病、高コレステロール血症が危険因子として挙げられます。

混合型認知症は診断も治療もむずかしい

ラクナ梗塞やビンスワンガータイプの脳梗塞などによる脳血管性認知症に、悪いことにアルツハイマー型認知症を合併することもあります。これを混合型認知症と呼びます。このタイプの認知症は非常に進行が速く、治しにくいのが特徴です。長年かかって構築されているからです。したがって、早期発見と早期治療が重要です。

混合型認知症、つまり目の前の患者さんがアルツハイマー型と脳血管性の2種類の認知症を持っているということを見抜ける医師は、少数しかいません。ベテランの専門医なら、少なくとも経験の浅い若い医師では、まず無理でしょう。しかし、混合型なら血小板抑制剤だけでなく、画像検査で脳血管性に気づくことができます。混合型ならアルツハイマー型認知症の治療薬アリセプトを服用しないと、どんどん進行します。

MRIには落とし穴があります。T₂強調画像という虚血などをコンピュータ処理で強調する画面があるのですが、これを見て単なる動脈硬化なのに、白いスポット（エタ・クリ

48

資料 5-2 MRIのT2強調画像における白いスポット
état criblé（エタ・クリブレ　動脈周囲低吸収域）

T1強調画像

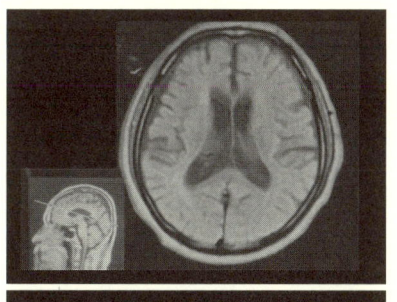

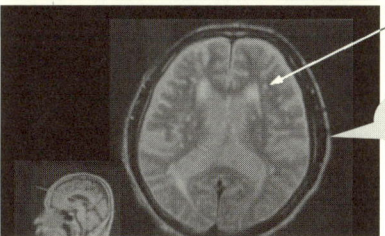

T2強調画像

白いスポット

脳血管性認知症ではない！

ブレ）の多発（**資料5-2**）を脳梗塞と過剰診断してしまう医師が少なからずいます。そうした場合、純粋なアルツハイマーなのに脳血管性認知症と診断されてしまい、アリセプトは出してもらうことができません。

脳血管性認知症と診断されていて、薬が効かない家族を看ているかたは、50ページに紹介する方法で、アルツハイマーの潜在がないかどうかのチェックをしてみるとよいでしょう。そして、疑いがあるなら、一度医師に「脳梗塞があるのはわかりますが、アルツハイマーも潜んでいるということは絶対にないのでしょうか」、と質問してみてください。

なお、アルツハイマー病変と無症候性の脳梗塞が合併することもあり、症状も診断も一筋縄ではいかないケースも少なからずあります。一般にこの場合は混合型認知症とはいいません。これについては、第2章の第20の満足でお話ししましょう。

アルツハイマー型認知症の潜在を見つけるには

アルツハイマー型認知症の存在は、医師だけに頼らず、家族が見つけるようにしましょう。アルツハイマー型認知症はCTなどの画像だけではわからないので、患者の特徴（アルツハイマーらしさ）を覚えることが肝心です。

〔1〕時計描画の異常

資料5-3のような異常を描いた場合は、9割の確率でアルツハイマーだといえる（アメリカのウォルフ・クラインの報告）。

〔2〕改訂長谷川式スケール（HDS-R）での特徴

オリジナルの方法とは異なり、8番と9番を資料5-4のように逆にして行うとよい。その結果、次の4項目の「アルツハイマーらしさ」のうち2項目以上に該当すれば、ほとんどアルツハイマーである。

❶ 1〜6番までほとんどできるのに、7番（3単語の再生）以降が不得意である後半失点パターン。

❷ 7番（6点満点）が3点以下である。つまりヒントを聞いても思い出せない項目が1つ以上ある。

❸ 8番（野菜10個の想起）で4〜5種類の野菜しか思い出せず、同じものを2〜3回繰り返して言ってしまう。こちらが野菜だと言っているのに、くだものや穀類（米、麦など）を平気で言う。

❹ 9番（文房具など5種の記憶）で野菜の名前が混入してくる（保続現象）。

資料 5-3 アルツハイマー型認知症に多い異常時計描写 （Wolf-Klein GP）
（　）内数字は、河野調査1099名中出現頻度

数字の異常

| #11 消失 (11.6%) | #17 文字 (1.0%) | #22 数字の過剰 (1.2%) | #32 全体偏位 (3.4%) |

| #34 二(一)列数字 (3.7%) | #35 逆回転 (3.1%) |

50

資料 5-4 改訂長谷川式スケールにおける
アルツハイマー患者の不得意な部分、答え方のパターン

順番	質問内容	満点
1	年齢	1
2	年　月　日　曜日	4
3	場所	2
4	3単語復唱（桜　猫　電車）	3
5	引き算（100−7＝　93−7＝　）	2
6	数字逆唱（6-8-2　3-5-2-9）	2
7	遅延再生 （桜　猫　電車 のうち言えたら 各2点、ヒントで言えたら各1点）	6
8	野菜想起10個（6個で1点）	5
9	物品記憶5個	5
	認知症確定	20以下

※本来の改訂長谷川式スケールとは8番と9番の順番を逆にしてある点に注意。

❷3点以下。

❸同じものを繰り返す。
　保続（桜などが再登場する）。
　間違い（くだものや穀類）。

❹保続（野菜が再登場する）。

❶後半が不得意である。

❶〜❹のうち2項目以上該当すれば、アルツハイマー型認知症の可能性が高い。

第6の満足

パーキンソン病と誤診されやすい
レビー小体型認知症

■ パーキンソニズムを伴うレビー小体型認知症

　神経細胞は、それぞれがシナプスという構造で情報伝達しています。その結合部位はかすかなすき間があいていて、そこを神経伝達物質が移動して連絡します。神経伝達物質は数多くあるのですが、本書ではアセチルコリンとドパミンの2種類だけに触れることにします。

　ドパミンが不足して体が硬くなり、手が震えて小刻み歩行になる病気がパーキンソン病です。36ページの資料3－4に示したように脳幹部にレビー小体（封入体）という病変が存在して、ドパミンが不足するために、そうした症状が出てくるのです。しかし、ドパミンを補う薬で体は円滑に動き、患者さんは平均寿命と同じくらい長生きできるようになりま

52

第6の満足

した。

パーキンソン病は、病変が脳幹部だけに限られるので認知症にはなりません。3割が認知症になると書いてある本もありますが、ここでは認知症にならないと覚えてください。パーキンソン病患者が認知症になっていくとすれば、アルツハイマー型認知症や脳梗塞が合併したときです。これについては第2章でまた触れます。

パーキンソン病のような筋肉のこわばりや手のふるえ、小刻み歩行などの症状が現れる場合をパーキンソニズムと呼びます（パーキンソン病を含めてパーキンソニズムという場合もあります）。パーキンソニズムは、脳梗塞や薬（とくにドグマチール）の副作用でおこることもありますが、この場合は、パーキンソン病治療薬を飲んでも歩行は改善しません。

ほかにも、パーキンソン病ではないのにパーキンソニズムを伴う病気はいろいろありますが、認知症専門医として私が注意を喚起したいのは、第3の満足でも少し触れたレビー小体型認知症です。これは近年注目されるようになった認知症で、パーキンソン病と同様にレビー小体という病理組織の出現によって病気をおこすのですが、パーキンソン病と違って大脳皮質にもこの病変が広範囲に出現するために幻視がおき、認知症として進行します。かつては、びまん性レビー小体病と呼んでいました。びまん性とは、広範囲という意味です。

この病気は、20年前の医学書には記載すらなかったのですが、その理由は、脳組織の中に潜むレビー小体をうまく染色して発見することが昔はできなかったからです。この認知症を世界に提唱したのが、小阪憲司先生（横浜市立大学名誉教授・元同大学医学部精神科教授）です。つまり小阪病と呼んでもよい日本人の業績なのです。

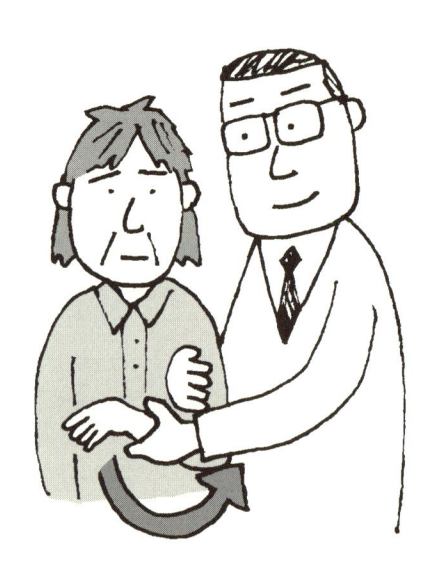

資料 6-1 パーキンソニズムの存在を知る
最も確実な方法「歯車現象」の調べ方

筋肉には関節を曲げる筋（屈筋）と伸ばす筋（伸筋）があり、両者がリズミカルに収縮と弛緩を敏速に行えるためになめらかな動きができる。しかし脳内のドパミンが不足すると、タイミングがずれるために歯車のようなぎこちない動きになる。歩行でいえば小刻みな歩行になる。

外見上そのような異常が見えなくても、患者さんの腕をつかみ、患者さんに上肢の力を抜いてもらい、上肢を固定してひじを中心に屈伸させると、歯車のようなカクカクとした抵抗を感じる。この歯車現象が、数あるパーキンソニズムの兆候の中で最も信憑性が高いといわれている。つまり歯車現象がある人の脳内はドパミン欠乏状態であり、病名としてはパーキンソン病かレビー小体型認知症とほぼ断定できるということになる。

早期発見、適切治療には家族の知識が必須

レビー小体型認知症は、種々の報告をもとに推測すると日本人の認知症の15％以上を占めると思われます。しかし、典型的症状であるパーキンソニズム、幻視、うつ状態の3症状がそろうことが少なく、早期発見は専門医でもむずかしいものです。

一部の患者を除いて進行が速く、歩行障害、嚥下障害、寝たきりのコースをたどりやすいので、早期の正しい処方がぜひとも必要であり、また、正しい処方にたどりつくために

54

資料 6-2　レビー小体型認知症の様子の特徴

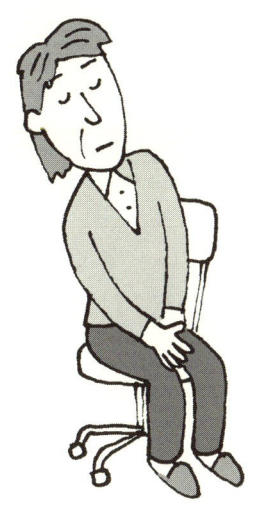

★無表情でゆっくり歩き、手を振らない。やや前傾で手は真横でなく少し前にあり、指を握っていることが多い。

★すぐ寝てしまう

★相手を見ない

★体が傾いている

★意識消失発作

　表情は硬く無表情。パーキンソン病の歩行は小刻みだが、レビー小体型認知症はゆっくりとしたすり足歩き。腕の振りはなく、指は曲げていることが多い。
　上半身はやや前傾し、左右に傾いている患者もいる。夢の世界にいて、昼寝は1時間以上。診察中に寝てしまったり、相手を見なかったりという患者もいる。食後に長く座っていると意識を5分程度失うことがある（自律神経失調があるため）。
　意識レベルは変動し、寝ていると思うとさっと歩き出したり、知能検査の成績が午前と午後とではまるで異なっていたりすることがある。

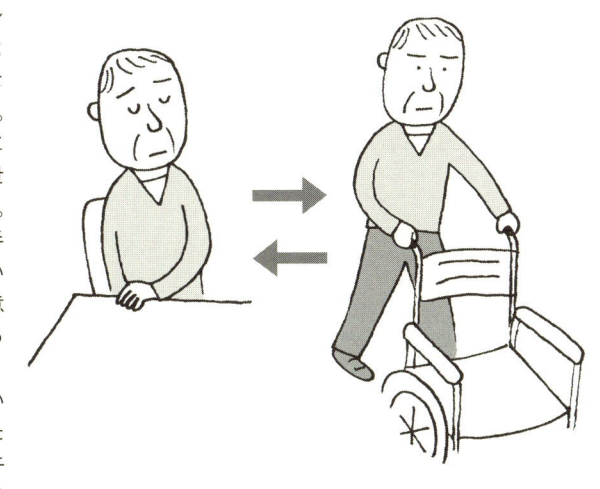

★動揺する意識レベルと活動度

寝てばかりと思っていると突然歩き出す。知能検査の成績もいつも異なる。

は家族の知識が必須です。その知識を本書でしっかりとお伝えしますので、よく読んでいただきたいと思います。まずは**資料6-1、6-2**で、パーキンソニズムとレビー小体型認知症の特徴をよくごらんください。

こんなことを書くとあなたは驚かれるかもしれませんが、レビー小体型認知症の治療のコツはまだ医師に知識が行き渡っていないために、家族であり医療スタッフでもあるあなたが病気のことをよく知っていないと、正しい処方にたどりつくのは不可能と思われます。

家族がレビー小体型認知症の疑いがあると思っても、主治医はうつ病、パーキンソン病、アルツハイマー型認知症だと言う、あるいは、レビー小体型認知症と診断されているのに処方で改善しない、悪化したなどの相談が、私のもとに数多く寄せられています。同じ思いを抱いているかたは、読者の中にもいるのではないでしょうか？

56

第7の満足

妄想、幻視、幻聴と病気の関係を知る

■ 脳梗塞が原因の妄想には抑制系の薬を

　妄想とは、現実にありもしないことを本気で思ってしまう症状で、統合失調症などの精神病、認知症でおこることがあります。

　ここでは認知症での話をしますが、右前頭葉に脳梗塞や脳腫瘍を生じると、妄想がおきやすくなります。アルツハイマー型認知症の初期に妄想がおきることは少ないのですが、レビー小体型認知症では初期でもおきやすいものです。

　脳梗塞が原因で妄想をおこしている場合に、脳血流を改善すれば妄想が消えると考えて、脳の血液循環や代謝を改善する薬サアミオンを処方する医師がいますが、この薬は興奮系ですから、妄想がかえって強くなる可能性があります（人によって反応が違いますが、私

は、妄想には抑制系の薬が正攻法であると考えています）。

幻覚には、幻視、幻聴があり ますが、幻視はレビー小体型認知症の代名詞ともいえる症状です。網膜に映った映像を解析する後頭葉の血流が低下するために、ありもしないものが見えたり、カーテンを見てイカがぶらさがっているように思ったりします。処方について少し触れると、抑肝散、セレネース少量が第一選択で、アリセプト少量（1mgくらい）を加えるといっそう効果が出る場合が多くあります。

レビー小体型の幻視は長く続く

私が認知症外来でアルツハイマー型とレビー小体型を鑑別するときは、細心の注意を払います。処方が異なるからです。そのときにレビー小体型の決め手となるのが幻視かどうか、家族から本当に幻視かどうかの確認を何度もし、また、前節で紹介したように、患者さんのひじを屈伸させて手に歯車のような抵抗（パーキンソニズムの証拠）を感じないかを、確かめます。

レビー小体型の幻視で多いのは、小動物や人物です。「子どもがいる」などと1か月以上訴え続けます。しかし、「玄関に人がいるような気がする」という言い方では幻視とまではいかず、妄想の範疇(はんちゅう)ですから、レビー小体型であるという確定はできません。しかし、レビー小体型は妄想も多いことは確かです。幻視も妄想も同じ薬でよいのですが、診断のときには区別が必要です。

レビー小体型の幻視は長く続き、本人も幻視と気づいているのが特徴的です。では、入院

58

資料 7-1 幻視、妄想、幻聴の違い（患者のイメージ例と第一選択薬）

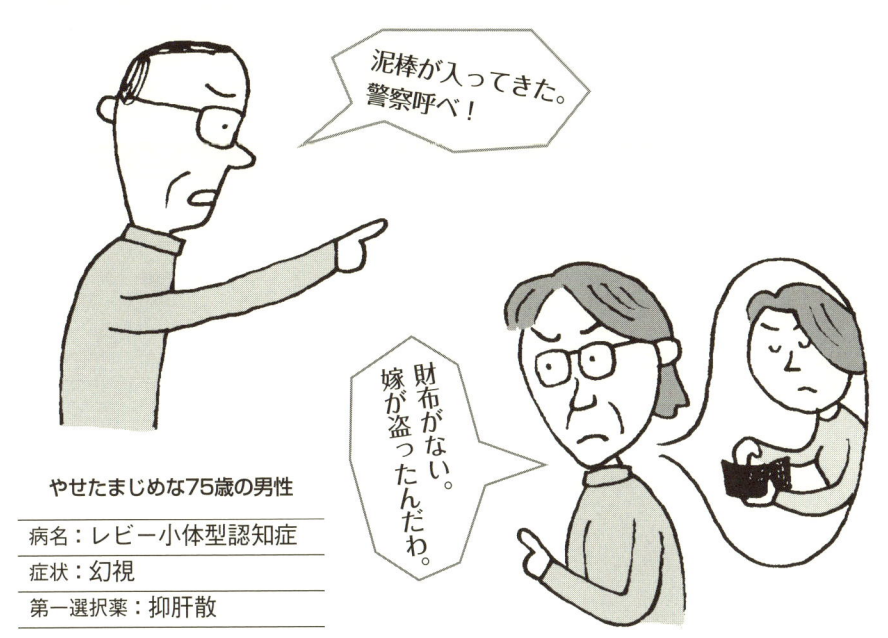

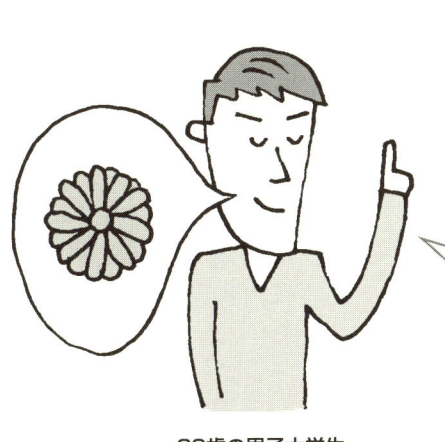

「泥棒が入ってきた。警察呼べ！」

やせたまじめな75歳の男性

病名：レビー小体型認知症
症状：幻視
第一選択薬：抑肝散

「財布がない。嫁が盗ったんだわ。」

78歳の女性

病名：アルツハイマー型認知症
症状：被害妄想
第一選択薬：セレネース

「天から声が…。おれは天皇なんだ。」

20歳の男子大学生

病名：統合失調症
症状：幻聴、誇大妄想
第一選択薬：リスパダール

注意：典型例を示したもの。実際の年齢、性別、薬剤選択はさまざまである。

したときだけ幻視が出現して退院後は出現しないのでしょうか。この場合も、やはりレビー小体型と考えておいたほうがよさそうに思います。

一方、幻聴は統合失調症の代名詞です。壁からラジオの声が聞こえてくると訴えます。これは精神科医だけが担当すべき病気で、ないものまで感じられます。神経伝達物質のドパミンが過剰になるために、セレネース、リスパダールといった薬がよく処方されます。明らかに認知症の患者でも、まれに幻聴を訴えることがありますが、あまり強い薬は飲ませないほうがよいでしょう**(資料7-1)**。

60

第8の満足

万引きや盗食、強い甘味嗜好はピック病の疑いが

記憶力はよいが、常軌逸脱の行動がおこるピック病

50代の男性が万引きした、という話を聞いて、あなたは認知症を思い浮かべるでしょうか。ピック病は40〜60代という比較的若い患者も多く、万引きしてしまう人が多いのを特徴とする認知症なのです。

実際に、万引きで警察に補導される人の2割くらいはピック病であるという報道もされました。この場合は本人に悪気はなく、責任能力もありません。ピック病の人は、集団生活においても盗食をすることがあります。ただし、ピック病患者の全員が万引き、盗食をするわけではありません。

資料 8-1　ピック病の症状の特徴

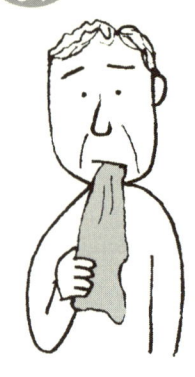

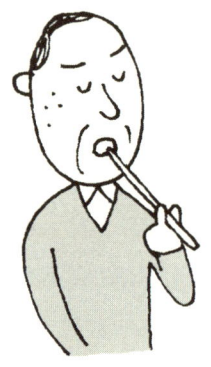

★食べられないものを口にする（異食）
★長いものを吸おうとする
★同じ字を書き続ける

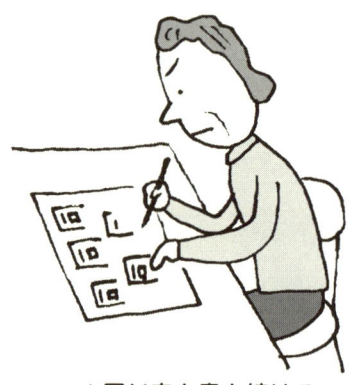

★食べ物をかき込む（窒息の危険性あり）
★人まねをする
★理美容院に行かない、入浴しない

ピック病は、前頭葉が強く萎縮する認知症です。前頭葉は人間の理性、感情をつかさどる場所なので、楽しい場面でないのに笑う（強制笑い）、集団から勝手に抜け出す、無愛想であいさつしない、能面のような顔つきになる、怒りっぽい、しゃべらなくなる、などの症状（前頭葉症状）が出現します。指しゃぶりや、鉛筆を口元に持っていくと吸おうとする行為も見られます（資料8-1）。また、高速道路で車から降りてしまうなどの、身勝手で突拍子のない危険な行動をとることもあります。

一方で、側頭葉の内側の病変は少ないので、記憶力は比較的保たれており、頭頂葉も萎縮していないため道に迷うことはありません。これがアルツハイマー型認知症と違うところです。そのため、知能検査だけでは認知症と定義できないほど優秀な患者さんもいます。

ところが、「優秀」という点が災いして、ピック病患者さんを入院させるのはたいへんむずかしい場合が多くあります。患者さんの中には独身、離婚、死別などの理由で1人暮らしをしている人もいます。掃除はしないし入浴もしない、散髪にも行かないのですが、食事はできるのでなんとか生活しています。

62

医療保護入院

▼認知症と診断されれば、本人の意思にかかわらず保護者の判断で鍵のかかる病棟（閉鎖病棟）へ入院させることができる。その法的な決定権は、精神科の指定医にある。この ような病棟を持っている病院は非常に少ない。閉鎖病棟といっても棟内は自由に歩きまわれる。ほとんどの患者は環境整備、スタッフの対応、抑制系の薬で穏やかに暮らせるが、他の患者やスタッフ、装備品に危害を加える患者は、隔離室で一時過ごしていただく場合もある。

金遣いが荒くなって兄弟などが入院させようと医師に相談しても、多くの医師はピック病をよく知らないうえ、知能検査をしても満点に近いし、CT検査をしても脳萎縮が軽いのです。医師は笑って言うでしょう。「なぜこの人が医療保護入院なんですかねぇ」と。

極端な甘味嗜好や、同じ行動の繰り返しも出やすい

ピック病は、食行動の異常も特徴の1つです。盗食だけではなく、異食（石けんなど食べ物でないものを食べる）、過食（食べすぎる）、拒食（まったく食べなくなる）などの行動が急に出てきて、家族や介護スタッフを悩ませます。

また、食膳の料理を1品ずつ食べきっていく、猛烈に甘いものを好むといった行動もピック病特有のものです。シュガースティックを10本飲んでしまったり、喫茶店であんみつを4杯注文したりする例もあります。

ほかに、ピック病の疑いが濃厚な症状として、常同行動があります。膝をこすり続ける、診察中に何度も勝手に立ち上がる、同じ道を行ったりきたりする（周徊）、毎日同じ文章を日記に書いている、といった行動は、他の認知症にはおき得ない特有のものです。

病気が進行すると、まったくしゃべらなくなってきます。初期から寡黙になる人もいて、おしゃべりで元気なアルツハイマー患者とは対照的です。**資料8-2**にピック病のチェックリストをのせましたので、参考にしてください。ミューチズム（ミュートは消音の意味）といいます。

資料 8-2　ピック病を疑うチェックリスト

＊40〜70代で3項目以上該当したら要注意

1	状況に合わない行動	身勝手な行為、状況に不適切な悪ふざけなど。
2	意欲減退	原因不明の引きこもり、なにもしない。
3	無関心	服装や衛生状態に無関心で不潔になる。周囲の出来事に興味を示さなくなる。
4	逸脱行為	万引きなどの軽犯罪を繰り返す。反省しない。
5	時刻表的行動	散歩などを決まった時間に行う。止めると怒る。
6	食物へのこだわり	毎日同じもの（とくに甘いもの）しか食べない。際限なく食べる場合もある。
7	常同言語・反響言語	同じ言葉を際限なく繰り返したり、他人の言葉をオウム返し。制止しても一時的にやめるのみ。
8	嗜好の変化	好きな食べ物が変わる。飲酒、喫煙が大量に。
9	発語障害・意味障害	無口になる。はさみ・めがねなどを見せても言葉の意味や使い方がわからなくなる。
10	記憶・見当識は保持	最近の出来事などは覚えているし、日時も間違えない。道も迷わない。

宮永和夫：中日新聞　平成17年9月23日

第9の満足

早期発見・治療で治る確率の高い認知症もある
——トリータブル・ディメンシア——

血液検査でわかる甲状腺機能低下、ビタミンB₁₂欠乏

　早期発見して的確な治療を施せば治る確率の高い認知症があります。英語でtreatable dementia（トリータブル・ディメンシア）といい、甲状腺機能低下、ビタミンB₁₂欠乏、慢性硬膜下血腫、正常圧水頭症などがこれにあたります。これらを発見するためには、血液検査や画像検査が必須です。まず、血液検査が必要な病気からお話しします。

　甲状腺機能低下は、甲状腺ホルモンが不足するために、徐脈（心拍数60未満）、顔のむくみ、低音、便秘、寒がり、脱毛、うつ状態、認知機能の低下、高度では心不全になる病態です。原因で多いのが、橋本甲状腺炎です。自己免疫疾患の1つで、甲状腺組織を異物と勘違いして攻撃し、炎症をおこすものです。患者の8割は女性で、血清総コレステロ

65

大球性貧血

▶ 最も頻度が高い貧血は鉄欠乏性貧血で、若い女性に多く見られる。これは顕微鏡で赤血球を観察すると正常より小さいので、小球性貧血に分類される。しかし、検診などで大球性貧血と指摘されたら、比較的特殊なケースなのでビタミンB_{12}か葉酸の欠乏がないかを精査する必要がある。まれに大球性だが貧血にはなっていない場合もあるが、この場合でもビタミンB_{12}欠乏が証明されたら、ビタミンB_{12}の静脈注射を定期的に受けなければならない。

ールが250mg/dl以上のことが多くあります。心臓は悪くないのに、心筋などに異常があると高値を示すCPK（クレアチンフォスフォキナーゼ）という酵素の数値も上がります。甲状腺機能低下は薬を飲めば治ります。ただし放置すれば、あとで甲状腺ホルモン薬を飲み始めても認知機能が回復しないことがあります。

ビタミンB_{12}欠乏をおこす原因は2つあります。1つは胃がんなどの治療のために胃を全摘した場合です。胃が5分の1でも残っていればよいのですが、全摘の場合は術後4年以降に体内のビタミンB_{12}が枯渇して大球性貧血になることが多いのです。怖いことにこれを放置すると認知症になってしまいます。対策は年に4回以上メチコバールなどのビタミンB_{12}製剤を静脈注射することです。2つめは、悪性貧血によるビタミンB_{12}欠乏です。これは胃壁を敵と勘違いして攻撃、萎縮させる病気で、かつては患者を救えなかったので悪性という病名が残っていますが、今はだいじょうぶです。健康診断で大球性貧血を指摘されたら、かならず血清ビタミンB_{12}を測定してもらってください。治療法は前者と同じです。

慢性硬膜下血腫や正常圧水頭症の発見には画像診断が必須

次は、画像診断を必須とする病気です。

慢性硬膜下血腫は、やせた飲酒歴のある男性の左大脳半球におきやすい病気です。外側から硬膜、クモ膜、軟膜で大脳表面と頭蓋骨内側の間には3枚の膜がかぶさっています。若者のバイク事故などでおこる緊急手術を要する外傷性の血腫は、硬膜外出血が多い

66

資料9-1 アルツハイマー型認知症患者におきた急性硬膜下水腫と亜急性血腫（CT画像）

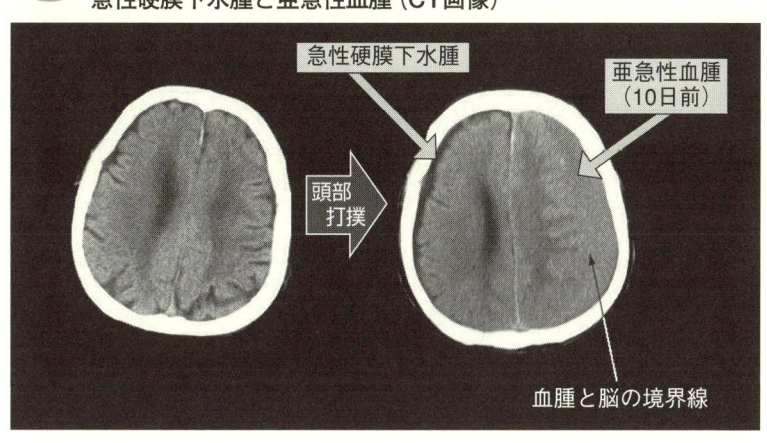

急性硬膜下水腫
亜急性血腫（10日前）
頭部打撲
血腫と脳の境界線

のですが、一方、老人の軽い頭部打撲のあとに成長しやすいのが、硬膜下血腫です。後者の場合は、血腫は硬膜とクモ膜の間に生じます。20代でもおきるクモ膜下出血は、大脳に近いところで出血するため、髄膜刺激症状として激しい頭痛をおこします。ところが、老人が頭を打ったあとに生じた硬膜下出血くらいでは、本人はなんの自覚もないことが多いのです。しかし、上体が傾く、歩行が遅くなる、食べ方が遅くなる、認知機能が下がるなどの症状が出てきます。

そうした症状は、不思議なことに頭を打撲してすぐにではなく、1か月後くらいに出てくることが多いのです。その理由は、多くは硬膜下水腫という病変が先行しておこり、そこへ出血してくるからです（資料9-1）。水腫の水とは髄液のことで、平常は脳の周囲にわずかにあるのですが、打撲などをきっかけに貯留し、1か月後に自然吸収したり、そのまま残ったりします。そのまま残った場合は、再度頭を打撲すると、水腫の中で引っ張られていた架橋静脈という血管が破れて出血し、血腫となって症状を発現します。

軽度であれば血腫が自然吸収されて症状も治りますが、半身麻痺などの重い症状が出たら、血腫を除く脳外科手術が必要です。もとは正常で血腫のために認知症症状が出た場合は、手術によってその症状が治る可能性は高いものです。もともと認知症を発症していた場合は治りませんが、歩行は改善しやすいです。手術入院は通常1

資料 9-2 アルツハイマー型認知症と正常圧水頭症のMRI冠状断所見比較

- 老人なら正常者でも脳に溝がある。
- 84歳 アルツハイマー型認知症 改訂長谷川式4点
- 正常圧水頭症では脳室が脳を内側から圧迫するので溝が消失。まるで赤ちゃんの脳のようにツルツルに。
- 正常圧水頭症の決定的所見
- 69歳 正常圧水頭症 改訂長谷川式11→26点（シャント手術著効）

週間ほどですが、徘徊などの問題行動が出そうな場合は、1泊入院をして全身麻酔からさめたら認知症病棟や施設に帰れます。皮膚の縫合糸（最近は医療用ホチキス）は1週間後に外来で抜いてくれますし、脳外科医の許可のもとで施設の担当医が抜いてもかまわないでしょう。

正常圧水頭症は、脳脊髄液が過剰になって脳を圧迫し、認知症、歩行障害、尿失禁をおこす病気です。MRIを撮影すれば脳溝が消失しているので、入院しなくても確定診断できます（『特発性正常圧水頭症診療ガイドライン』より）（資料9-2）。脳実質のダメージは少ないので、早期発見して髄液を腹腔へ逃がすシャント手術をすれば歩行は改善しやすいものです。認知症の改善は5割ほどですが期待できます。ただ、認知症をおこす他の疾患を合併している場合もあり、これについては、第21の満足で説明します。

認知症治療でかかっている医師から1度も血液検査、画像診断を受けていないかたは、それでだいじょうぶですか？ 気になることがあれば検査を要望してください。アルツハイマー型認知症の100人に1人は甲状腺機能低下を合併しているのですから。

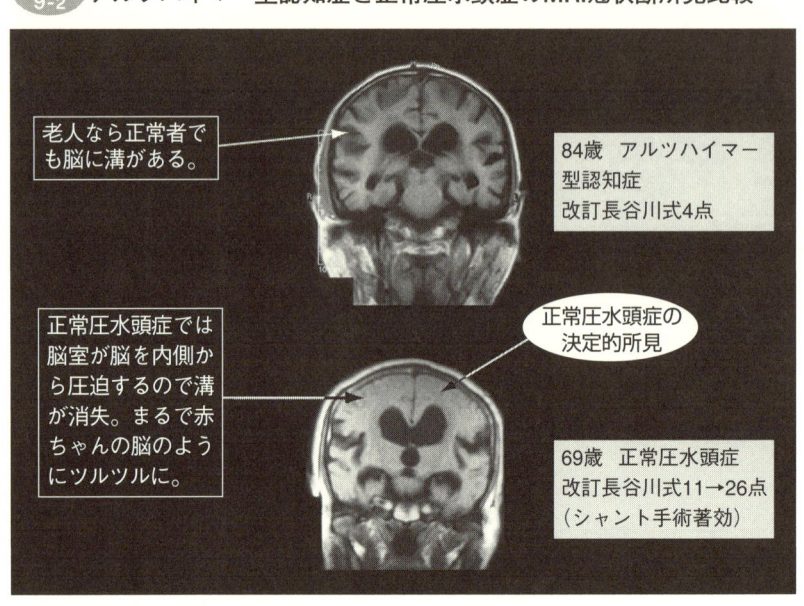

第2章 治療

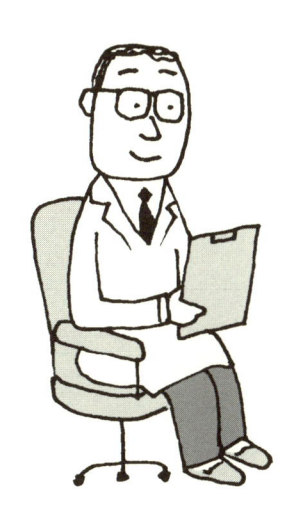

第10の満足

アリセプトは、さじ加減しだいで効力発揮

■ アリセプトは平均9か月、認知症進行を遅らせる

日本に介護保険制度がスタートしたのは2000年4月。その5か月前、初めてのアルツハイマー型認知症治療薬アリセプト（塩酸ドネペジル）が世に出て活躍し始めました。

最初にお伝えしておきますが、いまのところこの薬は、日本人が開発した世界一の認知症治療薬です。欧米では評価が高く、薬のノーベル賞といわれるイギリスのガリアン賞を受賞したほどです。

開発者の杉本八郎さん（現・京都大学大学院客員教授）は、認知症だった母親を治したい一心で苦労してこの薬を開発しました。受賞時のイギリス講演では賞賛の嵐でした。アリセプトは、いま、海外で開発されたアルツハイマー型認知症治療薬よりも、世界中で最も

70

第10の満足

多く使用されています。理由は1日1回の服用でよいこと、副次作用が重篤でないこと、有効率が高いことです。

アルツハイマー型認知症は、世界中で最も患者数が多い認知症であり、圧倒的に多くの研究がなされてきました。その結果、10〜20年もの潜伏期間の間に大脳皮質（脳の表面）に分布する神経細胞がアミロイドというたんぱくの凝集で壊されて、神経細胞が大量に消失していき、記憶障害をおこしはじめるという過程（アミロイドカスケード仮説）で、神経伝達物質の中でとくにアセチルコリンが低下することがわかりました。そして、動物実験でアセチルコリンを補給すれば記憶が改善することがわかり、アセチルコリンを分解してしまう酵素を不活性化する薬が実用化されました。その1つが、このアリセプトです。

アリセプトの服用によって、平均9か月、認知症の進行が遅くなります。アリセプトをやめると進行が速くなる可能性がありますが、一時期でも飲んでいたほうが1回も飲まなかった患者より進行は遅れることが確認されています。安い薬ではありませんが、進行を遅くしたり改善したりすることにより、介護者の負担を軽減したり施設への入所を先延ばしにできたりする点で、医療経済学的には有意義と計算されています。つまり、アリセプト代金のほうが、症状進行によって増える介護費用より安いということです。

6割の患者に効き目がある

アリセプトには腸管運動を活発にする作用もあり、軟便、胃痛、食欲低下をおこすことがあるため、最初の14日間は3mgで、その後5mgに増量するように指導されています。興

資料 10-1 アリセプトによる前期興奮と後期興奮の出現時期と出現頻度
（出現頻度は、著者が初期に経験した700名から算出したもの）

（アリセプト 3mg → 5mg処方の場合）

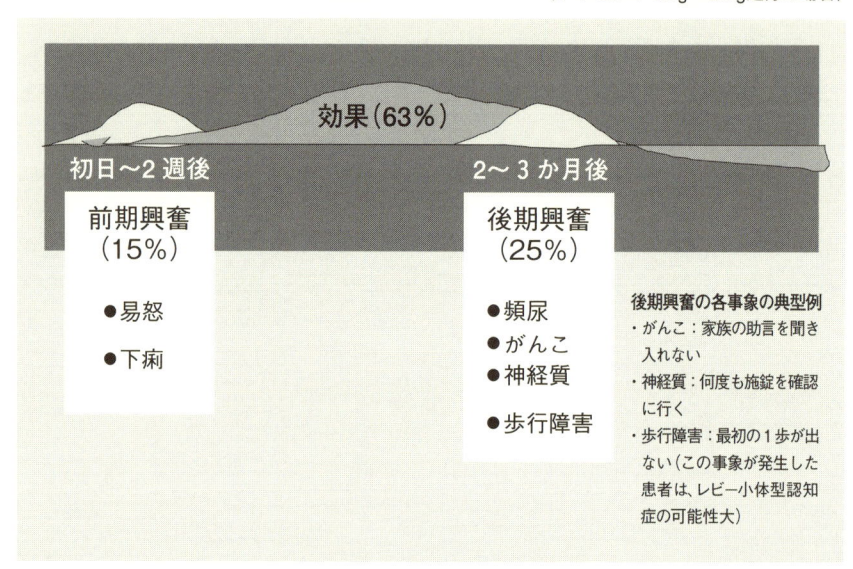

効果（63%）

初日～2週後　　　　　　　　　2～3か月後

前期興奮（15%）
- 易怒
- 下痢

後期興奮（25%）
- 頻尿
- がんこ
- 神経質
- 歩行障害

後期興奮の各事象の典型例
・がんこ：家族の助言を聞き入れない
・神経質：何度も施錠を確認に行く
・歩行障害：最初の1歩が出ない（この事象が発生した患者は、レビー小体型認知症の可能性大）

奮系の薬なので、多少怒りっぽくなるなどの興奮が見られることもあります。

介護の世界で最もきらわれる副次作用は、「易怒」（怒りっぽいこと）です。最初におきる下痢（腸の興奮）と易怒（頭の興奮）を合わせて、前期興奮と呼ぶことにします。アリセプト開始から2～3か月後におきる興奮は、後期興奮と名づけました（**資料10-1**）。

私も最初のころは3mgで開始していましたが、その処方では700人の時点で前期興奮が同資料に示すように15%で観察されました。その後1.5mgで開始するようにしたところ、ほとんどこの不愉快な症状はおきませんでした（4%）。しかし、多くの医師は3mgでしか出してくれないでしょう。

経過的な変化を申し上げますと、まず一部の患者に前期興奮がおきたのち、ほかの患者も含めて全体の約6割の患者が改善してきます。前期興奮は、多くの場合にも処置しなくても消失していきます。念のためアリセプトの服用を1～2日休んでから再開すれば、おきなくなるのが普通です。薬に体が慣れるからです。

改善者（63%）の変化としては、服用者全体の4割

資料10-2 アリセプト5mg→6mg以上増量での結果　N＝93人

新規用量	問題なし	不明	効果あり	副次作用
6mg	1	0	0	1
6.5mg	5	0	1	5
7mg	7	0	1	0
7.5mg	32	1	7 (内2名副次作用)	26 (内2名効果も)
10mg	3	0	0	0
集計	49 52.7％		9 9.7％	32 34.4％

量を増やせばよいというものではない

さて、服用しても改善しない4割の人は、どうすればよいのでしょうか。アリセプトは、日本で認知症の治療薬として認可されてから8年間は5mgを上限とされていましたが、その後欧米並みに10mgに引き上げてよいことになりました（2007年末）。5mgで改善しない患者さんは、10mgに向けて増量してみてもよいかもしれませんが、効かなければ5mgに戻しておいたほうがよさそうです。

私は慎重を期して、5mgの次は7.5mgにします。場合によってはもう少し減らします。そのようにして6～10mgに増量した93人の患者さんの変化を見た結果、改善者は9.7％、副次作用（易怒）のおきた人が34.4％でした（資料10-2）。この結果でいうと、あまり増量の意義はないようです。10mg飲んでもなにもおきない患者

は前頭葉に関連する症状の改善、すなわち積極的になる、相手にお礼を言う、よくしゃべるなどの側頭葉に関連する変化が現れます。2割の患者で、記憶がよくなるなどの側頭葉に関連する変化が現れます。ですから、医師に「記憶をよくしてくれ」と執拗に要求しても、そう都合よくかなうとは限りません。

73

さんは、しょせん改善もしません。

なお、介護老人保健施設や特別養護老人施設などの老人施設に入ると、アリセプトを中止させられることがあります。施設ではアリセプト代金を施設側が払うため、その代金によって赤字になるからです。施設を責めることはできません。対策としては、入所直前に3か月分のアリセプトを処方してもらう、アリセプトが切れたらいったん退所する、などの方法が考えられます。ただし、地域によってはアリセプト入所も希望者が多くて長く待機しなければならないという現状があり、いったん退所してまたすぐ入所が可能かどうかは、状況によって異なります。また、アリセプトを家族が自費で購入して飲ませてもらうことは不可能ではありませんが、施設側が認めないことが多いようです。

後期興奮、レビー小体型には アリセプトを減らす対策も必要

次に、後期興奮についてお話しします。後期興奮とは、アリセプト服用(指導どおりの処方による)開始から2〜3か月後に、25％の患者がやや興奮状態になることを意味します。その状態とは、がんこになって介護者の助言を聞き入れなくなる、神経質やこだわりが増強して何度も施錠を確認しに行く、トイレが頻回になる(膀胱の興奮と考えてください)、などです。中には最初の1歩が出にくくなる人もいます。

歩きにくくなる症状は、前期・後期にかかわらずたいていアリセプトを増量して1週間以内におきますが、その場合はアルツハイマー型認知症ではなく、レビー小体型認知症だ

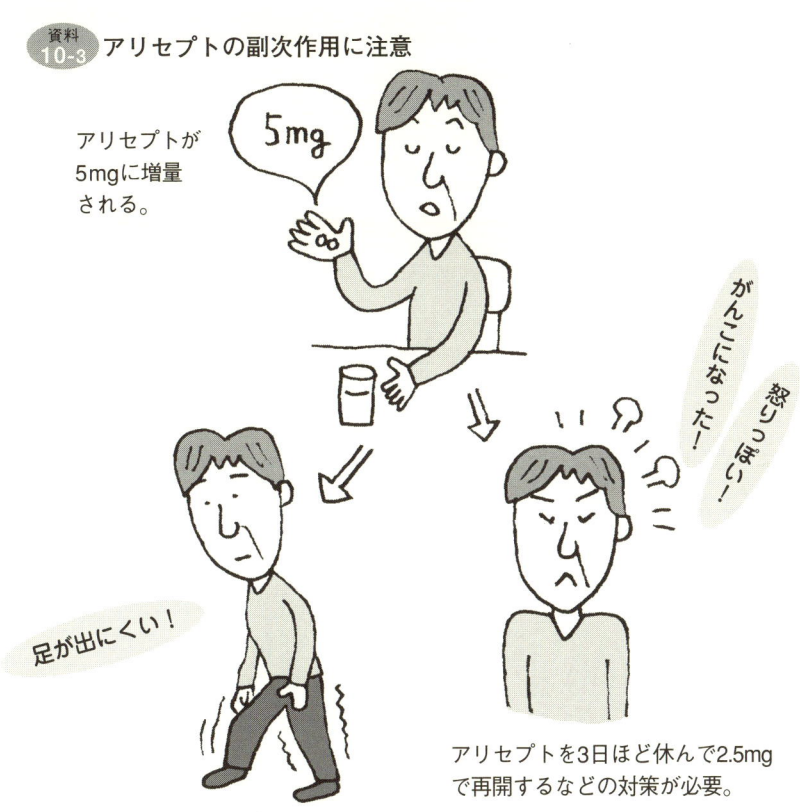

資料 10-3 アリセプトの副次作用に注意

アリセプトが5mgに増量される。

「5mg」

「がんこになった！」「怒りっぽい！」

アリセプトを3日ほど休んで2.5mgで再開するなどの対策が必要。

「足が出にくい！」

アルツハイマー型ではなく、レビー小体型認知症の疑いが濃厚。

と考えておいたほうがよいでしょう。いくら主治医がアルツハイマー型だと言っても、注意が必要です。

さて、このような後期興奮は、アリセプトの長期内服を不可能にする副次作用ですから、アリセプトを3日ほど休んだあとしばらく半量にしておく、などの対策が必要です（**資料10-3**）。

そして、がんこにはグラマリール、こだわりには抗不安薬（リーゼ、デパス）、頻尿には抗コリン薬（ベシケア、デトルシトール）、歩行困難感には抗パーキンソン病薬（ペルマックス）を服用すればよいのです。ただし、アリセプトという原因を減らさずにこれらの対症薬を加えるのは、やや邪道といえそうです。

ここでみなさんが気がかりなのは、アリセプトを減らすと、その期間に病状（中核症状・83ページ）が進行して

しまうのではないか、ということでしょう。たしかにその心配はあります。アリセプトによる各種興奮が長引きはじめた場合、私は第14の満足に記すＡＮＭ176™という健康補助食品をすすめています。アリセプトは処方量の指導を得ないと考えて、「アリセプト5mgが飲めないなら中止です」という医師が多いので、そうした対応もやむを得ないと考えています。

ところで、アリセプトには処方量に関する別の問題もあります。最近、レビー小体型認知症にアリセプトが効くという知識を得た医師が増えたのですが、「少量でないといけない」という知識まで持っている医師が少ないという現実と、5mgを厚生労働省の指導遵守で処方する、という2点の落とし穴によって、患者が暴れだしたり歩けなくなったりする事象が全国でおきているのです。この処方量の問題は次の節でまた触れます。

もっとも、ほとんどの認知症はアルツハイマー型であり、その場合はアリセプト5mgでなんの問題もありません。私の外来には、アリセプトを5mgまで増やさないほうがよい患者さん（レビー小体型認知症やピック病）がとくに多く来院されるので、その場合の注意を本書では随所に記していますが、レビー小体型認知症やピック病ではなさそうな患者さんは、過度に心配されないようにお願いします。

ただし、アリセプトを増量されたときにころびやすくなったら、まずアルツハイマー型ではなくレビー小体型の可能性が濃厚だと思っておいてください。そのことをあなたが頭の隅においていれば、家族は救えます。

第11の満足

家族の希望、疑問に応える医師を探そう

診断だけ立派、では困る

　全国から届くメール相談を見ていると、大学病院や国公立病院などの大きな病院なら認知症の治療も最良、とは言いがたい場合が少なからずあるようです。

　こんなケースがありました。診断も治療もむずかしいレビー小体型認知症の女性です。最初にかかった開業医は、画像診断もせずにアルツハイマー型認知症と診断してアリセプト5mgを処方していました。それではよくなるはずもなく、疑問を抱いた夫は、国立病院の神経内科に相談。その病院で5日間検査入院となり、レビー小体型認知症と正しく診断されました。

　ところが、ここでも開業医と同様にアリセプト5mgを処方したというのです。

77

私が診たときには、もう歩行もたどたどしくて、10分ほどの診断で典型的なレビー小体型とすぐにわかりました。アリセプトは1mgに減らし、抑肝散(よくかんさん)で幻視をとり、ペルマックスで歩行を改善させるという治療で、症状はぐんとよくなりました。

この例のように、高額な費用を使って検査・診断はするものの、肝心の治療法が不充分というケースはしばしば耳にします。どんなタイプの認知症でもすべてアルツハイマー型認知症と診断してアリセプト5mgを処方する、という医師(教授)もおられるようです。憂慮すべき事態だと私は感じています。

■ アリセプトの「処方の足かせ」という問題

ここでもう1つ課題となるのは、アリセプト5mg規定という問題です。患者さんによって薬剤感受性が異なるのに、ほかの向精神薬と違って、アリセプトだけが3mgで試行ののちは5mgを処方しないといけない、という規定(厚生労働省からの指導)があるのです。

アリセプトの副次作用には、下痢だけでなく軽い興奮性があります(一部の患者ですが)。アリセプトのまったく効かないアルツハイマー型認知症は4割いますが、アリセプトでやや怒りっぽくなったという場合は薬剤感受性があるわけですから、量さえ減らせばうまく効くということを示しています。

私は、患者さんの安全を考えてアリセプトの量を調節しています。ところが、大学病院や国公立病院は規則遵守を要求されるため、アリセプトはゼロか5mgの二択しか許されないことが多いようです。これらの病院の勤務医では、レセプトの規制などの壁があって柔

78

資料 11-1 アリセプトの処方量──指導遵守か症状重視か──

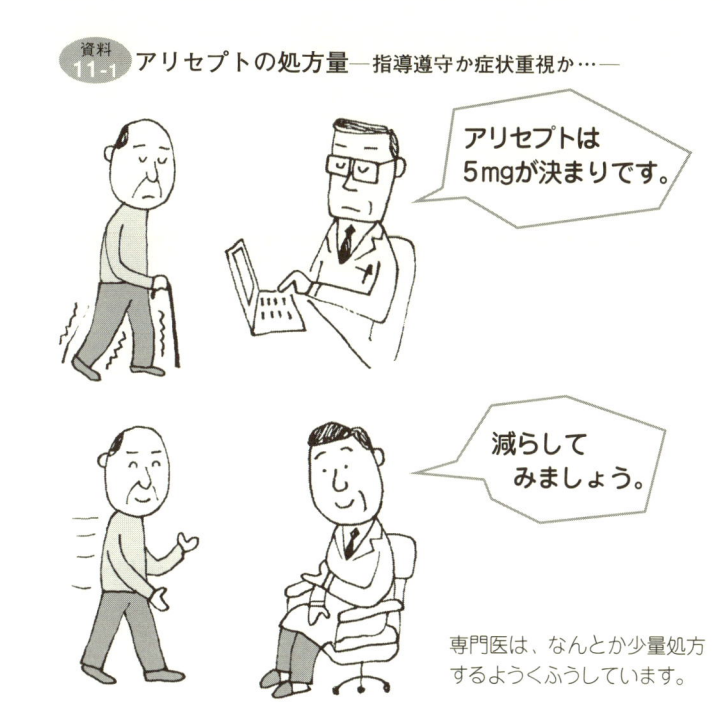

「アリセプトは5mgが決まりです。」

「減らしてみましょう。」

専門医は、なんとか少量処方するようくふうしています。

軟な対応はできない環境にあるのです。医師が悪いのではありません。しかし、そうなると前述の例のように、薬剤過敏性のあるレビー小体型認知症などの場合は問題が生じてくることになります。また、がんこになるなどの興奮症状が生じたときも、量を減らすといいう対策をとってもらえません。

その点で、開業医は指導の縛りにとらわれずに自身の裁量で柔軟な対応が可能です（**資料11−1**）。また、民間の病院にも柔軟な対応をしてくださる医師がいるかもしれません。現在は認知症治療を得意とする開業医や民間病院の医師はまだ少数ですが、やがて数が増えて、主流になっていくのではないかと感じています。

私は商売人の息子ですから、医者であっても顧客満足度は大事だと思っています。患者さんのことを本気でお客様だと思っています。医療契約というのは、患者がお金を払い、医師はかならず病状を改善させるという契約のはずです。医師はどのような立場にあっても、指導遵守に甘んじるだけでなく、もっと患者さんとその家族の悲しみや痛みをわかってほしい、そのための努力をすべきだと思います。

コミュニケーションシートで医師と話し合いを

一方、患者のみなさんは医師に対して「私たちを満足させてほしい」と要求する権利があります。まずきちんと診断してほしい、そしてできるだけ病状を改善してほしい、の2点が大きな要望となるでしょう。それをきちんと伝えることも必要です。

そこで、みなさんが医師(勤務医、開業医すべて)に、受診者をどうしてほしいのかという具体的な要望ができるように、コミュニケーションシート(左ページ)を作りました。これを拡大コピーして医師に渡してみませんか。

あなたは地元のプロ野球球団の新しい監督に、なにを期待しますか? 「野球をやってくれ」という漠然とした要求では監督も困ります。「勝つ野球」それとも「楽しい野球」ですか? 新人監督には具体的な要求をしないといけません。医師も認知症についてよくわかっていない人が多くいます。このシートを見せれば、自分がどうすればよいかに気づいてくれるかもしれません。

※コミュニケーションシートの活用法は82ページをごらんください。

先生へお願いです（コミュニケーションシート）

I 診断について

ご診断の結果、認知症でしょうか。　YES　　NO　　はっきりしない

印象としてはどのタイプでしょうか？	今日のところは、どんな病気が考えられますか？
1　アルツハイマー型	1　（躁）うつ病
2　レビー小体型	2　統合失調症
3　脳血管性	3　パーキンソン病
1+3　混合型	4　失語症
4　ピック病	5　脊髄小脳変性症
5　正常圧水頭症	6　その他
6　（慢性）硬膜下血腫	7　今ははっきりしない
7　甲状腺機能低下	
8　ビタミンB_{12}欠乏	
9　その他（　　　）	
10　今ははっきりしない	

あくまでも疑いで結構です。

II 治療について

私たち家族の希望は次のものです。ご処方いただけるでしょうか。

私たち家族の希望	なにを処方していただけますか？
1　患者を穏やかにしてほしい。	グラマリール　セレネース　セロクエル*　抑肝散　ウインタミン　ルーラン　リスパダール（　　　）　　　　　　　　　　（*糖尿病に禁忌）
2　患者を元気にしてほしい。	アリセプト　レミニール　リバスタッチパッチ・イクセロンパッチ　メマリー　サアミオン　シンメトレル（　　　）
3　認知症の進行を遅らせてほしい。	メマリー　アリセプト　レミニール　リバスタッチパッチ・イクセロンパッチ（　　　）
4　夜、熟睡させてほしい。	レンドルミン　ハルシオン　ベンザリン（　　　）
5　患者の歩行をよくしてほしい。	サアミオン　ペルマックス　マドパー　メネシット（　　　）
6　幻覚、妄想を減らしてほしい。	抑肝散　セレネース　グラマリール（　　　）
7　食欲を出してほしい。	ドグマチール*　エンシュアリキッド　ラコール（*パーキンソン病、レビー小体型認知症に禁忌）
8　その他（　　　）	（　　　）

ジェネリック一覧
グラマリール（塩酸チアプリド）＝チアプリム、クックール、チアリール、チアラリード、フルジサール、ノイリラーク、グリノラート、ポインリール。
セレネース（ハロペリドール）＝ハロステン、リントン、ハロペリドール、コスミナール、ハロジャスト、スイロリン、レモナミン、ハロミドール、ヨウペリドール。
サアミオン（ニセルゴリン）＝サワチオンS、ウインクルN、サルモシン、ソクワールN、ピエルゾンS、マリレオンN、セルゴチンS、ヒルプリンN、セルファミンS、セレイドS、レストマートN。
レンドルミン（ブロチゾラム）＝グッドミン、レンデムなど。
ドグマチール（スルピリド）＝アピリット、ミラドール、ベタマック、スカノーゼン。

作成：日本老年精神医学会指導医　河野和彦

コミュニケーションシート(81ページ)の活用法

Ⅰ 診断について

　開業医の場合は画像機器を持っていないので、初日から正確な診断を要求するのは無理があります。しかし、医師がこのシートを見ると、CTを外部に発注しようとか、甲状腺機能を血液検査で調べないといけない、といったことに気づく可能性を期待できます。

　家族が認知症を確信しているのに、医師が「うつ病」にマルをつけた場合は、医師を変えたほうがよさそうです。このシートは、医師の力を評価するシートにもなります。

Ⅱ 治療について

　家族は、受診者をどうしてほしいかを具体的に要望することが大事です。希望する項目にマルをつけてください。その際、「穏やかにしてほしい」と「元気にしてほしい」の2か所に同時にマルをつけてはいけません。それでは抑制系と興奮系の相反する処方を要求することになり、家族の知識レベルが問われることになりかねません(第12の満足・第13の満足も参考にしてください)。

　1、4、6に同時にマルをつける、あるいは、2、5、7に同時にマルをつけるのは納得がいくことです。しかし、1と5を同時に治すことはむずかしい話です。そのような過剰な要求はしないほうがよいでしょう。まずどちらを優先して治してもらうかを考えることが大事です。

　薬剤は、専門医としての私がおすすめしたい順に並べてあります(もちろん病気によって異なることもあります)。

　あなたの家族を診ている医師は、このシートを見てどういう反応を示すでしょうか。「生意気なことをいうな」と一蹴するか、「便利なものですね。私にもコピーさせてください」と言われるか、対応が注目されます。もちろん後者であってほしいと願います。

第12の満足

陽性症状と陰性症状とで異なる処方

中核症状しか見ない処方は危険

認知症の症状には、中核症状と周辺症状があります(資料12−1)。これを分けて考えることが非常に大切です。

中核症状とは、記憶や見当識（自分のおかれた場所・時間・状況などを認識する力。この認識力が落ちた状態を見当識障害、あるいは失見当といいます）、判断力など認知症の定義となる脳機能の低下を示す症状で、認知症の重症度とイコールです。

周辺症状は認知症の重症度とは関係ないもので、暴力や徘徊、妄想などの陽性症状と、無気力やうつ状態などの陰性症状に分けられます。周辺症状は、介護保険による介護度認定に関連します。それを区別して考えない医師による処方は、危険です。

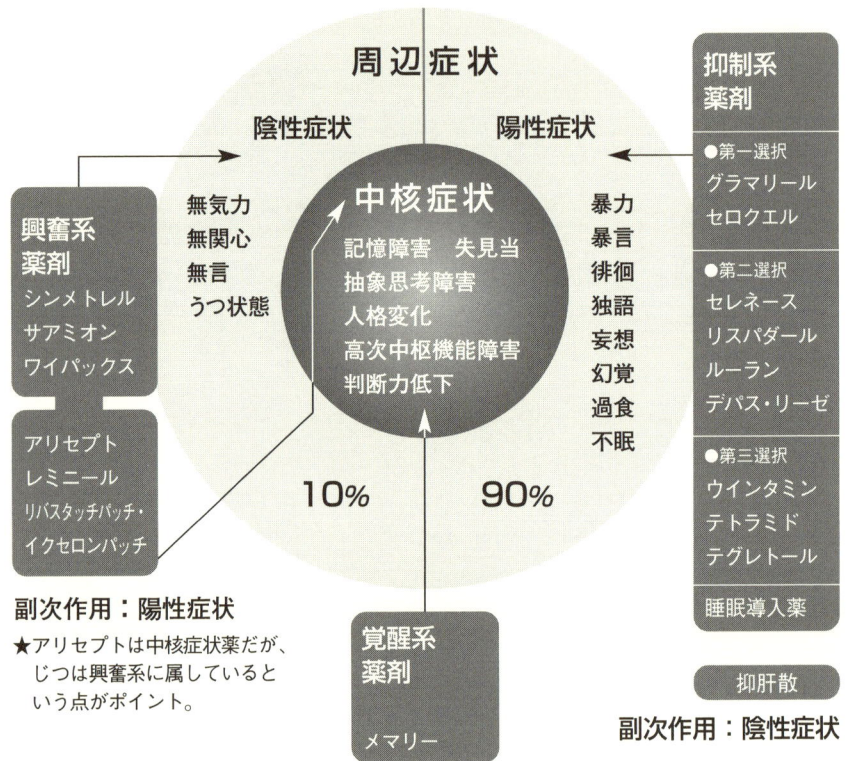

資料 12-1 認知症の中核症状と周辺症状（認知症への処方で最も大事な概念）

周辺症状

陰性症状
- 無気力
- 無関心
- 無言
- うつ状態

陽性症状
- 暴力
- 暴言
- 徘徊
- 独語
- 妄想
- 幻覚
- 過食
- 不眠

中核症状
- 記憶障害　失見当
- 抽象思考障害
- 人格変化
- 高次中枢機能障害
- 判断力低下

10%　　90%

興奮系薬剤
- シンメトレル
- サアミオン
- ワイパックス

- アリセプト
- レミニール
- リバスタッチパッチ・イクセロンパッチ

副次作用：陽性症状

★アリセプトは中核症状薬だが、じつは興奮系に属しているという点がポイント。

覚醒系薬剤
- メマリー

抑制系薬剤

●第一選択
- グラマリール
- セロクエル

●第二選択
- セレネース
- リスパダール
- ルーラン
- デパス・リーゼ

●第三選択
- ウインタミン
- テトラミド
- テグレトール

睡眠導入薬

抑肝散

副次作用：陰性症状

なぜかというと、医師は「適応症」に沿って処方することを指導されているのですが、そうなるとアルツハイマー型認知症に使える薬はアリセプトなどになってしまいます。しかし、怒りっぽいアルツハイマーの患者にアリセプトだけを処方すると、よけいに介護しにくくなってしまいます。すでにお伝えしているように、中核症状の治療薬であるアリセプトは興奮系の薬だからです。ですから、病気の進行を遅らせることばかり考えると、思わぬ副次作用に悩まされることになりかねません。

問題なのは、中核症状を改善することこそが真の医療だと思い込んでいる医師が多いことです。その思想を内科学といいます。内科学では、患者の病状が進行してしまったら医学の敗北だと考えます。そのため、アリセプトを処方して知能検査のスコアが上がればそれでよい、と思

資料12-2 アルツハイマー型認知症の進行時期と出やすい症状

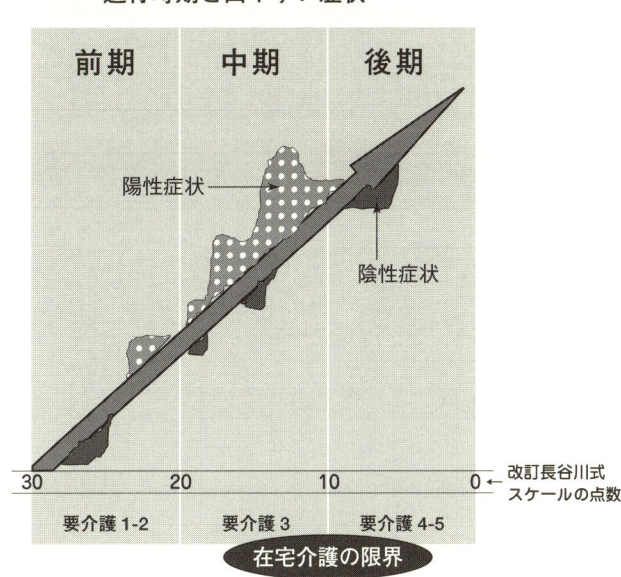

```
         前期      中期      後期
                陽性症状
                           陰性症状


   30      20      10      0    改訂長谷川式
                                スケールの点数
  要介護1-2  要介護3   要介護4-5
           在宅介護の限界
```

ってしまいがちなのです。

陽性症状には アリセプトより抑制系の薬が先

認知症の介護の大変さを知っている医師なら、アリセプトよりも陽性症状（易怒、徘徊、大声、暴行、不眠、妄想、幻覚など）を抑える薬を処方して、家庭での介護を継続できるようにするでしょう。そうしていただくことを期待したいものです。具体的にいうと、抑制系の薬を処方することから始めます。グラマリール、セレネース、セロクエル、抑肝散などです。

資料12-2のようにアルツハイマー型認知症を3期に分けると、中期で最も陽性症状がアリセプトで進行を止めようと躍起になると、よけいに興奮を高めてしまいます。大事なのは抑制系薬剤なのです。

ただし、抑制系薬剤が体に蓄積してくると、元気がなくなる、食事に時間がかかる、うとうとする、体が傾く（資料12-3）、などの過沈静の状態になることがあります。

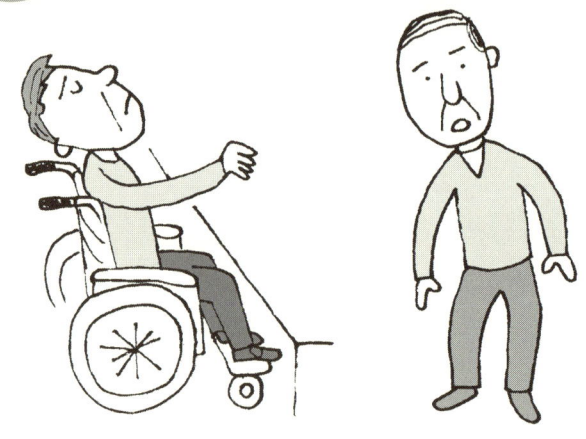

資料12-3 抑制系の薬、セロクエルによる姿勢異常の例（傾斜）

2例とも服用しておよそ40日後に発生

そのようなときには、元気になるまで抑制系薬剤を中止してください。少しずつ減らすのではなくていっせいにやめることが重要で、これをウォッシュアウト（wash out）といいます。

医師の了解なく薬を加減することは、法律上好ましくはありませんが、医師の了解のもとで加減することは患者の安全のために必要です。認知症に使う薬は数年間まったく変更なし、というわけにはいきません。この薬の調節については、次の節で説明しましょう。

陰性症状には興奮系薬剤をプラスする

一方、無気力でベッドから離れられなくなってきた、やせてきた、という場合は、陰性症状主体ですから、サアミオン、シンメトレル、ワイパックスなどの興奮系薬剤が必要です（精神病ではワイパックスが抑制系に働くことがあります）。

脳血管性認知症で陰性症状がある場合には、なんといってもサアミオンが第一選択です。また、脳梗塞は大半が再発しますので、プレタール、プラビックスといった血小板抑制剤も併用しましょう。第一選択は今までの実績からプレタールですが、安静時心拍数が85以上あるときや狭心症や心不全の既往があるときは、プラビックスが適当です。両者を半量ずつ併用してもよいでしょう。

第12の満足

脳血管性認知症と診断されたけれど、サアミオンの服用で元気にならない場合やどんどん進行するという場合は、医師に「アルツハイマー型認知症が合併している可能性はまったくないのですか」と質問して、アリセプトなども処方してもらえるように相談しましょう。現にそのような混合型認知症の患者は多いのです。しかし残念ながら、多発脳梗塞を持った患者にアルツハイマー病変の潜在があることに気づける医師は多くはありません。どうしてもアリセプトを処方してもらえないときは、第14の満足で紹介するANM176™を試してみるのもよいかもしれません。

うつ病は精神科医に診せるべきですが、認知症の強いうつ状態で、アリセプト、サアミオン、シンメトレルでも元気にならない場合は、内科が手を出してよいレベルの便利な抗うつ薬があります。ワイパックス、ドグマチールです。食欲があればワイパックス、食欲がなければドグマチールです。ただし、ドグマチールはうつ病の食欲不振にはよく効きますが、75歳以上の人やパーキンソニズムのある認知症にはあまりよろしくありません。脳内のドパミンが阻害されて、歩きにくくなる可能性があります。

もしシンメトレルで幻覚、妄想が出現したら、その患者はレビー小体型認知症だろうと考えてください。

認知症の人の中には「こだわり」が強く、1日中排便のことを気にしたり財布の話ばかりしたりする患者がいます。こだわりは認知症の症状で陽性症状です。一方、「不定愁訴」といって、おなかが痛い、息苦しい、だるいなどと毎日違う症状を訴える場合はうつ状態ですから、抑制系薬剤では治せません（神経質な症状や頭痛なら抑肝散が効くことはあります）。そういう場合は、興奮系薬剤にワイパックスを併用するとよいでしょう。

抗うつ薬は、急にやめると危険

　うつ病と認知症のうつ状態では、使う薬が違います。うつ病には抗うつ薬、後者にはサアミオン、アリセプトを第一選択薬として医師は処方すべきです。しかし、世の中いろいろな患者がいて、10年前からうつ病で最近2年でアルツハイマー型認知症が合併してきたというケースは実在します。そのような場合には、抗うつ薬とアリセプトを併用しなければなりません。

　最近、医師の頭を混乱させるような論文が増えてきました。うつ病は認知症の危険因子だというものです。つまり、健常者が認知症を発病する確率よりも、うつ病患者が認知症を発病する確率のほうがはるかに高いというのです。その原因はまだ明確にはされていません。

　認知症とうつ病は混同されやすく、最初の2～3年間うつ病と誤診されていることはざらにあります。私の経験では、最長で10年も前からうつ病と誤診されていて、私がレビー小体型だと診断した例があります。この患者さんがうつ病とレビーの合併でない証拠は、抗うつ薬で元気になったためしがないうえ、抗うつ薬をゆっくり全廃していった結果、なにも悪化しなかったことです。そして、レビー用の処方で見違えるほどよくなりました。このことから、認知症の中でもとくにレビーの場合は、10年間猶予をみて診断しないといけないという教訓を得ました。

　ただし、本物のうつ病だったら、抗うつ薬をやめてしまうと大変なこと（自殺）になりかねませんから、診断は本当に慎重であるべきです。また、絶対にうつ病でないとわかっても、抗うつ薬は少しずつ減らしていかないと、悪性症候群という怖い病態になって死に至ることもありますから、くれぐれも注意してください。

悪性症候群
▶向精神薬を急に中止したときに、一部の患者で40度の発熱がおき、骨格筋が融解して黒い尿が出、腎不全に至り死亡することもある。ほかにも筋挫傷（肉ばなれ、筋違い）や感冒が誘因になったり、原因不明でおきることもある。

第13の満足

患者と家族を救う、薬の「家庭天秤法」

「家庭天秤法」で薬の適切な種類と量をつかむ

老年科学を理解しているベテラン医師は、要介護老人は介護者がいないと生活できない、生きていけないということを承知していて、介護者の健康にも気を遣います。もちろん最後まで患者が重症化しないように努力はしますが、どうしても治せない場合は、患者より介護者を救う処方にします。私は認知症の専門医として、患者も介護者も同時に救う処方（アリセプト少量と抑制系を同時に処方）を常に検討しています。

前節でもお伝えしたように、認知症で陽性症状が強い場合、最も大事な薬は進行を止めるアリセプトではなく、介護者を助けるための抑制系薬剤です。それを多くの医師に理解していただきたいものです。適切な量の抑制系薬剤によって、介護者は地獄から天国に変

わるほど介護が楽になり、家庭介護が続けられます。

しかし、患者にとって抑制系薬剤が強すぎる場合は、ころびやすくなったり食事にむせるようになったりして危険です。怖いのは、そうした薬剤過量による副次作用がすぐにおきればわかるのですが、最初の1か月はちょうどよくてその後に徐々に弱っていくというように、介護者も気づかないうちに副次作用が強くなっていく場合があることです。

このような副次作用を防ぐため、私は家族に、「医者でも、患者さんにぴたりと合う適量をつかむことはむずかしいのです。もし患者さんの元気がなくなったら、抑制系薬剤をウォッシュアウト（完全に休むこと）してください」と伝えておきます。家族の理解がうまく得られずに薬を加減できない場合（約2割の人がそうです）は、弱めの薬しか処方せずに頻回に来院してもらうようにしています。また、遠方から来院した患者さんなどで通常は地域の医師に薬を処方してもらうかたには、「医師の了解、指示のもとで」薬を加減するように伝えます。

一般に薬を家族などが勝手に調整する（内服量を変える）ことは、法律的に認められていません。しかし、私は長年高齢者、認知症の患者さんに処方してきて、医師がちょうどよい薬の種類や量を一発で決定することは不可能だ、という結論に達しました。

老人は、一般成人とまったく同じような速度で薬が代謝しきるとはかぎりません。前日の薬がまだ体内に残っているのに、次の日も1日量を加えるということを繰り返していくとどうなるかは、想像できると思います。

このような観点から家族など身近な介護者が薬剤の量を調整することを、家庭天秤法と呼んでいます（**資料13−1**）。これは患者の安全のためにどうしても必要なことです。この

90

資料 13-1 家庭天秤法による抑制系ベース薬の加減（例）

ベース薬：グラマリール（25mg）またはセロクエル（25mg）またはコントミン（12.5mg）　1日0〜6錠

数字は錠剤数

	朝	昼	夕
最強 ↑	2	2	2
	1	1	2
	1	1	1
	1	0	1
↓ 最弱	0	0	1

注意：セロクエルは糖尿病患者には使用禁止。

技術を介護施設の職員も体得したなら、たとえば徘徊のひどいピック病の人を開放施設であるグループホームでお世話できる、という成功例につながるでしょう。近い将来、認知症患者が急増するであろう日本においては、介護力が低いとみなされている施設でも陽性症状の強い患者の受け入れを可能にすることは、大きな意味を持っています。

DBCシートでバランスチェックをしよう

家庭天秤法の重要性をおわかりいただけたでしょうか。抑制系薬剤は介護者を楽にさせますが、強すぎると患者の活力を奪いますから、それを客観的に評価できるように、処方が始まったら93ページのDBCシートをつけて医師に見てもらいましょう。これは、抑制系薬剤による過沈静の状況をスコア化して評価できるようにしたものです。DBCとはディメンシア・バランス・チェックの略で、認知症患者の陽性・陰性症状のバランス、体幹バランスを調べるということです。

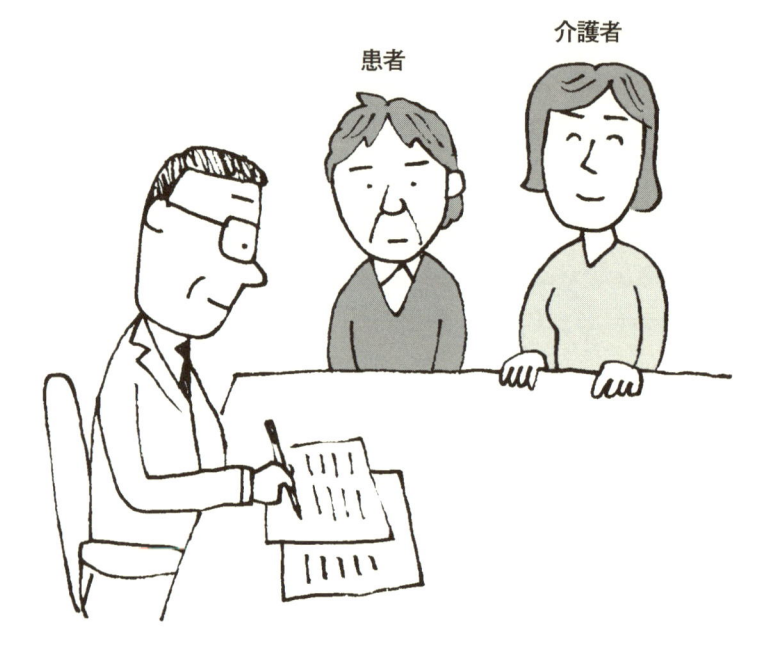

資料13-2 DBCシートの活用

西日本のある医師会では、医療スタッフだけでなく介護者が採点をしてかかりつけ医に見せています（**資料13-2**）。これなら薬の副次作用が重症化することが、未然に防げます。

DBCシートのB項目（食欲低下など）のスコアが高くなってきた患者さんは、栄養補

DBC：dementia balance check（認知症の症状や姿勢のバランスをチェックするという意味）

抑制系薬剤を投与した結果、A（陽性症状）スコアの低下が見られる一方で、B（陰性症状）やC（体幹バランス）のスコアが上昇してしまっていたら過沈静なので、ただちに薬剤を弱くする。

DBCシート（Dementia Balance Check Sheet）

氏名 年齢	病名	アルツハイマー型　レビー小体型　ピック病　脳血管型　混合型 脳血管障害　正常圧水頭症　硬膜下血腫　（　　　　　　　　）

評価日　H　年　月　日　　　H　年　月　日

A　陽性症状　　　　　（合計　　点）　（合計　　点）

番号	陽性症状項目	投薬前	投薬後
1	いらだち、怒り、大声、暴力	0　1　2　3	0　1　2　3
2	介護抵抗、入浴拒否	0　1　2　3	0　1　2　3
3	帰宅願望、外出企図	0　1　2　3	0　1　2　3
4	不眠	0　1　2　3	0　1　2　3
5	徘徊（1日中、日中、夜間）	0　1　2　3	0　1　2　3
6	自己顕示、家族呼び出し頻回	0　1　2　3	0　1　2　3
7	あせり	0　1　2　3	0　1　2　3
8	妄想、幻覚、独語	0　1　2　3	0　1　2　3
9	神経質	0　1　2　3	0　1　2　3
10	盗み、盗食、大食、異食	0　1　2　3	0　1　2　3

B　陰性症状　　　　　（合計　　点）　（合計　　点）

番号	陰性症状項目	投薬前	投薬後
1	食欲低下	0　1　2　3	0　1　2　3
2	あまり動かない（活力低下）	0　1　2　3	0　1　2　3
3	昼寝、傾眠、発語低下、無表情	0　1　2　3	0　1　2　3
4	うつ状態（否定的発言、自殺願望）	0　1　2　3	0　1　2　3
5	無関心（リハビリ不参加）	0　1　2　3	0　1　2　3

C　体幹バランス　　　　（合計　　点）　（合計　　点）

番号	体幹バランス項目	投薬前	投薬後
1	体幹傾斜	0　1　2　3	0　1　2　3
2	易転倒性	0　1　2　3	0　1　2　3
3	小刻み歩行	0　1　2　3	0　1　2　3
4	嚥下不良、むせる	0　1　2　3	0　1　2　3
5	突進か振戦（パーキンソン病）	0　1　2　3	0　1　2　3

0：見たことなし　1：たまに　2：ときどき
3：しょっちゅう（程度が強い場合は、頻度のスコアを1段階アップする）

評価法　Aスコア低下：患者が穏やかになった。
　　　　Bスコア上昇：抑制系薬剤が強すぎる。元気になるまでwash outしましょう。
　　　　Cスコア上昇：抑制系薬剤が強すぎる。元気になるまでwash outしましょう。
抑制系薬剤：グラマリール、セロクエル、セレネース、リスパダール、抑肝散など。

▼血清アルブミン　血液中のたんぱくの一部がアルブミン。この値が低下する病気として肝硬変、ネフローゼ症候群などがあるが、特別病気がなくても高齢者のこの値が低下していくと、かならず死亡する。いわば命の指標であり、栄養障害のチェック指標である。献血から得られるアルブミン点滴は高価で重症患者にしか使用されないので、一般には食事の改善で上昇させるしかない。食事にエンシュア・リキッドやラコールを併用すれば、血清アルブミン値を早く上げることができる。

給を考えてください。エンシュア・リキッド、ラコールなどの高エネルギー飲料（医師が栄養障害と認めれば保険適応となる）で欠食を補って、血清アルブミン値が上がるようにしましょう。これらの飲料は、エネルギーのほかアミノ酸、微量元素、ビタミンなどが豊富に含まれているので、白髪が黒くなる、はげ頭からうぶ毛が生えてくる、褥瘡（床ずれ）が治りやすくなるなどの効果が見られることもあります。すばらしい援軍です。

なお、認知症薬物療法マニュアルとして私の処方哲学をまとめたコウノメソッドを、「ドクター・コウノの認知症ブログ」で公開しています（本書の197ページには、その中の薬剤処方例をまとめた表をのせました）。医師のかたは参考にしてみてください。これを患者さんの家族がプリントして処方に悩む主治医に読んでもらう、というケースも出てきています（ブログ自体も、グループホームや老人施設の担当医が治療の参考書としてくださっているところもあるようです）。押しつけるわけではありませんが、私が診てきた認知症の患者数は非常に多いので、間違ったことは書いていないと思います。

まとめとして、認知症治療のポイント3点を挙げておきましょう。

1　家庭天秤法をとり入れた処方で、周辺症状の陰陽のバランスをとりましょう。
2　処方の際は、体幹バランスに注意しましょう。DBCシートが役に立ちます。
3　患者と介護者、両方を助けるためのバランスを考えましょう。
　そのために、コウノメソッドをお役立てください。

第14の満足

専門医の期待を集める、フェルラ酸含有食品

期待半分で臨床試験に参加

2006年12月に、私はアルツハイマー型認知症に効く食品があると聞いて苦笑してしまいました。しかし、肩書きのある先生（国立病院部長）が真顔で言うので、その研究会に参加してみました。

そこに集まった医師9名は、日本での認知症専門医のトップばかりでした。しかも、成分分析は東京大学大学院農学生命科学研究所で行われていました。また、この食品の2大成分の1つ「フェルラ酸」を米ぬかから抽出した和歌山県の食品会社（築野食品工業）は、その業績で科学技術振興機構の「井上春成賞」を受けていました。そうした点で、信頼に値する研究だということはわかりましたが、あとは、本当に臨床効果が確認できるほど効

くのか、という1点が気がかりでした。研究会では、韓国の三星病院でのアルツハイマー型認知症患者80名のデータが出されていました。岡山県の精神科病院でも日本人患者に初めて使用され、安全性は問題なく、しかもアリセプトが効かなかった患者ばかりなのに有意に効いた、という話でした。それを聞いた私は色めきたちました。

毎日の外来でアリセプトを処方しても、患者さんの家族から「効かない」と再三言われるのは辛いことです。「進行は遅らせることができるから、とにかく続けましょう」とは言うものの、やはりご家族の会心の笑顔を見たいものです。

私は、その食品「ANM176™」の臨床試験に参加し、アリセプトが効かなかったアルツハイマー患者4人に9か月使用することにしました。食品なので病院にも私にもいっさい謝礼は出ません。それを病院の倫理委員会でどう説明しようかと困惑しましたが、ふたを開けてみると「ぼくも飲んでみたい」とにっこり笑う委員が出てきて、許可がおりました。

認知症専門医9人による臨床試験で実証された効用

その1年後に、143人の患者による試験結果（専門医9人による）がまとまり、統括医師が論文にできることを決断しました。論文は2008年末に医学雑誌『Geriatric Medicine（老年医学）』(vol.46.no.12.2008)に掲載されました。また、同年10月26日に開催された国際シンポジウム「コメと疾病予防」において、中村重信広島大学名誉教授が臨床試験の成

第14の満足

績を発表しました。その結果は、「健康補助食品」という差別的なイメージを払拭するために、少しくわしく説明したいと思います。

実験対象となったアルツハイマー型認知症は、外来通院患者で、家にANM176™を毎日2回正確に飲ませて病状を記録できる介護者がいる場合に限定しました。アリセプトを服用していた患者は、アリセプト服用開始から1年以上経過していることが条件です。

患者143人の内訳は、男性34人、女性109人、年齢は平均77歳でした。試験期間は9か月で、投与前、3か月後、6か月後、終了時の4回にわたって、MMSE（ミニメンタルステート検査）とADAS-Jcog（アルツハイマー病評価スケール日本版の中の認知機能サブスケール）が行われました。

副作用チェックのために、体重、脈拍、血圧の測定と、空腹時血糖、肝機能、CRP（炎症反応）の血液検査を最低2回行いました。

ANM176™を飲まないアルツハイマー患者は、総じて認知機能は低下していくわけですから、ANM176™を飲んで認知機能が低下したとしても、飲んでいない患者よりも悪化の速度が遅ければ効果がある、という判定をします。これはアルツハイマー型認知症という進行性の疾患における新薬の臨床試験で多く用いられ、国際的に認められた効果判定方法です。

対象者のうちアリセプトを飲まないアルツハイマー型認知症の悪化速度は、米国National Institute Clinical Excellenceにより報告された進行モデルに基づいたADAS-Jcogの得点悪化速度と比較され、アリセプト服用者の悪化速度は、Doodyらの論文データと比較されました。

97

その結果を投与前の重症度など諸条件によって分析し、総合してみると、①MMSE得点（30点満点）は、投与前より3か月後で平均0.27改善、6か月後0.12悪化、9か月後0.55悪化となりました。②ADAS-Jcog得点は、投与前より3か月後で0.39改善、6か月後0.03悪化、9か月後1.02悪化というものでした。

これをなにも飲まない場合の進行速度と比較すると、「悪化抑制率」は統計的に有意に高く、ANM176™の有効性が証明されました。アリセプトを併用していた人（81人）はどうだったかといいますと、特別成績がよかったわけではありませんでしたので、ANM176™がアリセプトの助けを借りて効果を示したのではないことは明らかでした。

■ 末期認知症患者に現れた変化

臨床試験に参加してなにより驚いたのは、私の関わった4人の患者さんのうち3人が、かなり改善したことです。

臨床試験の参加者はANM176™を無料供与されたのですが、私は臨床試験が終わる前から、他の患者さんにも購入を呼びかけたいと感じつつ、それをしてよいものかどうか迷っていました。月に1万円以上するものをすすめて効かなかったらどうするのか、という医師としての信用問題、責任があるからです。

そのころ、まだ60歳のアルツハイマー型認知症の男性患者さんがいました。私が処方するアリセプトは効かず、熱心な息子さんが、欧米で認可されている中度から重度のアルツハイマー型認知症の進行を遅らせるとされる薬メマンチンを個人輸入していましたが、そ

98

第14の満足

れを飲ませてもどんどん進行し、奥さんからは「アルツハイマーワクチンの人体実験をしてください。だめでもいいから」とまで懇願されていました。彼は55歳のときから5年間通院していましたが、改訂長谷川式スケールは当初22点だったのが、5.5、4、1と目を覆うほど急激に症状が進行し、トイレへ行っても便座のふたを開けることすらわからなくなっていました。

2007年2月にANM176™の説明をし、試してもらうことにしました。そして、2か月後の外来で次のような報告を家族から受けました。今まではテレビを観る気力すらなかったのが、画面に動物の画像が映ったところ、「リスの尻尾だ」と自発的に感想を述べ、妻が「（浅田）真央ちゃん、世界フィギュアに出ていたね」と言いながらテレビを観ていたところ、30分後に彼が「真央ちゃんすべったね」と自ら言い出したと言います。また、テレビで小林幸子さんが歌っているときに、息子が「これはだれかな？」と聞いてみたところ、「小林」と即座に答えたそうです。

これらすべての現象が、最近の彼にはおき得なかったことでしたので、ANM176™の効果によるのではないかと私には思えました。

いまではANM176™の使用体験者は増えており、その様子は「ドクター・コウノの認知症ブログ」で報告しています。

なお、アルツハイマー型患者のご家族の中には、アリセプトと前述のメマンチンを併用したいとおっしゃるかたがいますが、私はアセチルコリンエステラーゼ阻害薬としてはアリセプトが最もすぐれていると思いますので、10mgまで増量して効果がなければ、ANM

資料 14-1　ANM176™：フェルラ酸とガーデンアンゼリカの推測される相加作用

フェルラ酸

神経細胞死抑制

1. βアミロイドが毒性を持つ過程を阻止。

2. 強い抗酸化作用。
   細胞死のあとTNFαが上昇して二次性炎症がおきるのを阻止。

フェルラ酸は、Aβの凝集を試験管内の実験で阻止した。[1] また、「protein kinase/extra-cellular signal-regulated kinese系を賦活化して、Aβによる神経細胞死を防ぐ」ことも認められた。[2]

1) Ono K et al.: BBRC 336:444-449, 2005.
2) Jin Y et al.: Acta Pharmacol Sin 27:1309-1316, 2006.
   Jin Y et al.: Acta Pharmacol Sin 26:943-951, 2005.
3) Kang YS et al.: J Nat Prod 64:683-685,2001.
4) Kang YS et al.: Neurobiol Learn Mem 79:11-18, 2003.
5) Kim DK et al.: J Korean Neuropsychiatr Assoc 42:254-262, 2003.

ガーデンアンゼリカ

神経再生

1. neurogenesis
   （脳神経細胞の新生）

2. アストロサイトがニューロン（神経細胞）になるのを促進。
   （ニューロンのネットワークを再構築）

ガーデンアンゼリカの抽出物は、アセチルコリン分解酵素を阻害するというアリセプトと同じ効果が認められた。[3] また、記憶障害マウスの記憶を改善し、[4] ヒトでの臨床試験においてもアルツハイマー型認知症の症状を改善すると認められた。[5]

＊TNFα：腫瘍細胞を壊死（えし）させるサイトカイン。
＊アストロサイト：脳内細胞の1つ。

フェルラ酸とガーデンアンゼリカの相加作用

さて、このANM176™とはどういうものかを、説明しましょう。これは、米ぬかから抽出した成分であるフェルラ酸と、ガーデンアンゼリカ（西洋トウキ）という植物の根の抽出成分を同量ずつ配合したものです。

フェルラ酸は、多くの植物の細胞壁などに含まれるポリフェノール類で、抗酸化作用などがあることが知られています。中でも米ぬかに含まれるフェルラ酸はヒトの消化器官で吸収されやすいのが特徴です。

資料14-1、14-2に示すように、この米ぬかから抽出したフェルラ酸は、試験管内の実験で、脳内の神経細胞の表面にβアミロイドたんぱく（Aβ）が凝集するのを阻止すること、

176™を併用するほうがよいのではないかと考えています。

100

資料 14-2 アルツハイマー型認知症の脳内病変進行とフェルラ酸の推測される作用点

アミロイド → 老人斑 → （神経細胞死滅）→ 認知症
　　　　　　　　　　　　　　　　　　　　　　アリセプト

アミロイド → 凝集が阻止される → 認知症になるのを防ぐ
ANM176™

ANM176™はフェルラ酸とその作用を補強するためのガーデンアンゼリカで構成されている。

Aβによる神経細胞死を防ぐことが確認されています。このことは、アルツハイマー型認知症の病理組織が構築され始める最初の部分で効く可能性があることを示唆しています。また、アルツハイマーを発病したあとでも、老人斑を増加させないことによって、記憶をよみがえらせる可能性も有しています。

もう一方のガーデンアンゼリカの抽出成分は、アセチルコリン分解酵素を阻害するというアリセプトと同じ効果が認められており、記憶障害マウスの記憶を改善するという実験報告も出されています。さらに、ヒトでの臨床試験においても、アルツハイマー型認知症の症状を改善したという結果も示されています。

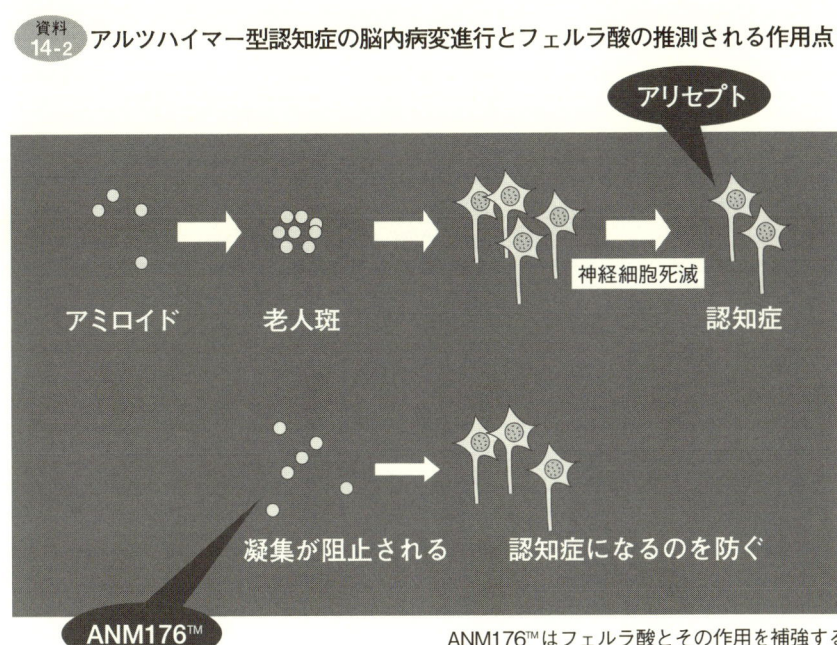

これらの物質は、両方をいっしょにとることで、相乗効果が現れることもわかっています。

日本人のアルツハイマー型認知症患者への臨床試験結果は、96ページに記したように医学雑誌『Geriatric Medicine（老年医学）』に掲載されているので、主治医にどのようなものかと尋ねられたら、そうした学術文献をお見せください。

ANM176™の可能性

ANM176™は開発番号ではなく商品名です（製造元は韓国のサイジェニック社）。話が少しややこしくなりますが、ANM176™が開発された韓国では、ANM176™ではなくINM176という製品が使用されています。両者はいわば兄弟の関係で、違いは、前者に配合されているガーデンアンゼリカは西洋トウキという植物であり、後者は韓国トウキという植物であるという点です。ほぼ同じ機能を有しているのですが、日本では西洋トウキは食品扱いなのに対して、韓国トウキは薬品扱いのため、INM176をすぐに国内に輸入することは不可能です。薬品は臨床試験に5年以上かかるからです。こうした事情から、日本ではANM176™が健康補助食品として輸入されているのです。

韓国では、2005年にINM176が、機能性食品の認定制度ができて2番目の食品として認可されました。医療用薬品としては、臨床試験の第Ⅲ相（最終段階）が終了して2010年に薬価収載の見込みです。

日本においては、ANM176™が薬品として認められるめどはまだ立っていません。しかし、臨床試験も終わって論文化されたので、経験上の実感もふまえて患者にすすめる医師は着実に増えていくと考えられます。

ANM176™は顆粒状で、標準的な服用量は1日2包（朝夕各1包）です。今までの臨床試験で副次作用は報告されていません。ただし、私は人によってガーデンアンゼリカで興奮性の作用が現れることがあると感じています。

第14の満足

ところで、ANM176™と配合成分の同じ後発品もありますが、ガーデンアンゼリカの産地（ANM176™に使われているのは韓国産です）などが異なり、厳密にいうと同一視はできません。ただ、ガーデンアンゼリカの配合を20％に落とした製品が、後発品製造の会社から開発されており、これは興奮が心配される人に合うことを経験から感じており、私は症状によりANM176™と使い分けをしています。

ANM176™は当初アルツハイマー型認知症の予防に効果のある食品だと思われましたが、のちほどまた記すように、私の経験ではピック病、レビー小体型認知症にも効果があるのではないかと感じています。

また、ほかの運動ニューロン疾患などにも試してみる価値があるのではないかと思っています。私はアリセプトの処方数がおそらく日本で最多の医師です。アリセプトは重症の認知症患者には効かないという誤った情報が流れていたころから、重症患者にも処方してきて、効くケースが少なからずあることはわかっていました。ANM176™も同様です。

先に紹介した臨床試験の統計上の結果では、重度への効果は横ばいと出ましたが、個々の患者さんを診ていると、むしろ重症であればあるほど効果がはっきりわかるように感じられます。

第15の満足

抑肝散は、レビー小体型やピック病とよい相性

●抑肝散は精神安定に著効

漢方薬の(株)ツムラが、私の勤めていた病院に「漢方薬が認知症の陽性症状を改善する」と宣伝に来たときは、やはり私は専門医としてやれやれとあきれ顔になりました。いくら宣伝のためといっても、それほど効く漢方薬などあるわけがないじゃないか……と。過去に認知症に効くという漢方薬は複数報告され、試してきましたが、ぱっとしないものばかりだったからです。

しかし、嚥下性肺炎の制御など老年医学で数々の新機軸を打ち出してきた東北大学からすでに英語の論文が出ているという話を聞いて、患者さんに試してみることにしました。

世間ではちょうどアリセプトによる副次作用(興奮性)が問題化し、認知症への処方は進

第15の満足

　行抑制だけでなく、陽性症状を鎮めることが大事だという認識が高まりつつありました。病棟で初めてその漢方薬、抑肝散を使った患者さんは、レビー小体型認知症ですでに寝たきりでしたが、目をつぶったまま大声を出し続けるという陽性症状が問題になっていました。精神を安定させる作用のあるセロクエルを増やしていったところ、血圧が下がりだしたので、抑肝散に切り替えてみたのです。
　新薬と臨床医の出会いというのは、最初の患者が肝心です。なんと著効でした。服用して4日までに完全に叫ばなくなりました。これほど切れ味のよい漢方があるのかと、とにかく驚きました。
　2人目は、グループホームで徘徊を繰り返していたピック病の患者さんでした。食事以外は立ちっぱなし、歩きっぱなしです。それでも外出まではしないので、なんとかホームで過ごしていました。セロクエル（25mg）6錠のおかげです。しかし、この患者さんも意識消失発作をおこすようになり、スタッフから「セロクエルを切られたらここでは看られませんよ」と泣きつかれ、抑肝散に切り替えました。4日後、落ち着いて座るようになり、集中して30分カラオケに興じるようになりました。スタッフは目を丸くしていました。
　抑肝散は、かつて私が認知症外来を行っていたピック病の患者さんでした。そのギャップはなんだろうと思い、入院患者が、著効例を見たことはありませんでした。そのギャップはなんだろうと思い、入院患者で徘徊の多い患者さん16名に試用してみました。その結果、抑肝散は意識のしっかりした認知症（アルツハイマー型）よりも、意識障害系の認知症（レビー小体型認知症、クロイツフェルト・ヤコブ病）とピック病に相性がよいということがわかりました。
　ある開業医の人から、「とにかく陽性症状なら全員に抑肝散を出せばよいのか」と聞かれ

たことがありますが、そのやり方では効果は低いのです。アルツハイマー型で陽性症状がある場合には、やはりグラマリールが第一選択といえるでしょう。

低カリウム血症に注意

抑肝散のよいところは、ふらつきなどの副次作用がほとんどないということです。ですから、転倒しやすくせん妄のあるレビー小体型認知症の陽性症状（とくに幻視、大声）にはもってこいです。ちょうど治療に難渋していたレビー患者さんに効きやすいという、天からの贈り物になりました。その1年後、読売新聞が大きな紙面を割いて「レビーの幻視には抑肝散」と報道したほど、この薬は有名になりました。

さらに、抑肝散は患者の興奮を抑えるだけでなく、集中力を増して生活をエンジョイするようになったり、介護者にあいさつやお礼をしたりというような変化ももたらします。こうした家族を感激させるような効果が、改善者のうちの約6割に見られます。セロクエルやグラマリールでもそのような思わぬメリットが出る場合がありますが、確率は抑肝散が優位です（**資料15-1**）。ただ、「それならぜひ抑肝散を」と思うご家族も多いでしょうが、全員の陽性症状に効くわけではないことはご理解ください。過剰摂取にももちろん注意が必要です。

また、漢方薬の注意すべき点は、血清電解質を揺さぶる可能性がある点です。抑肝散には甘草（かんぞう）が入っているために、やせて食欲のない老人では血清カリウム濃度が下がることがあります。とくに下肢の浮腫（むくみ）に利尿剤（ラシックス）が併用されていたら、かな

106

資料 15-1 抑肝散で陽性症状の人のQOL（生活の質）が向上

いいおばあちゃんに変わったね

介護ありがとう

抑肝散

セロクエル

グラマリール

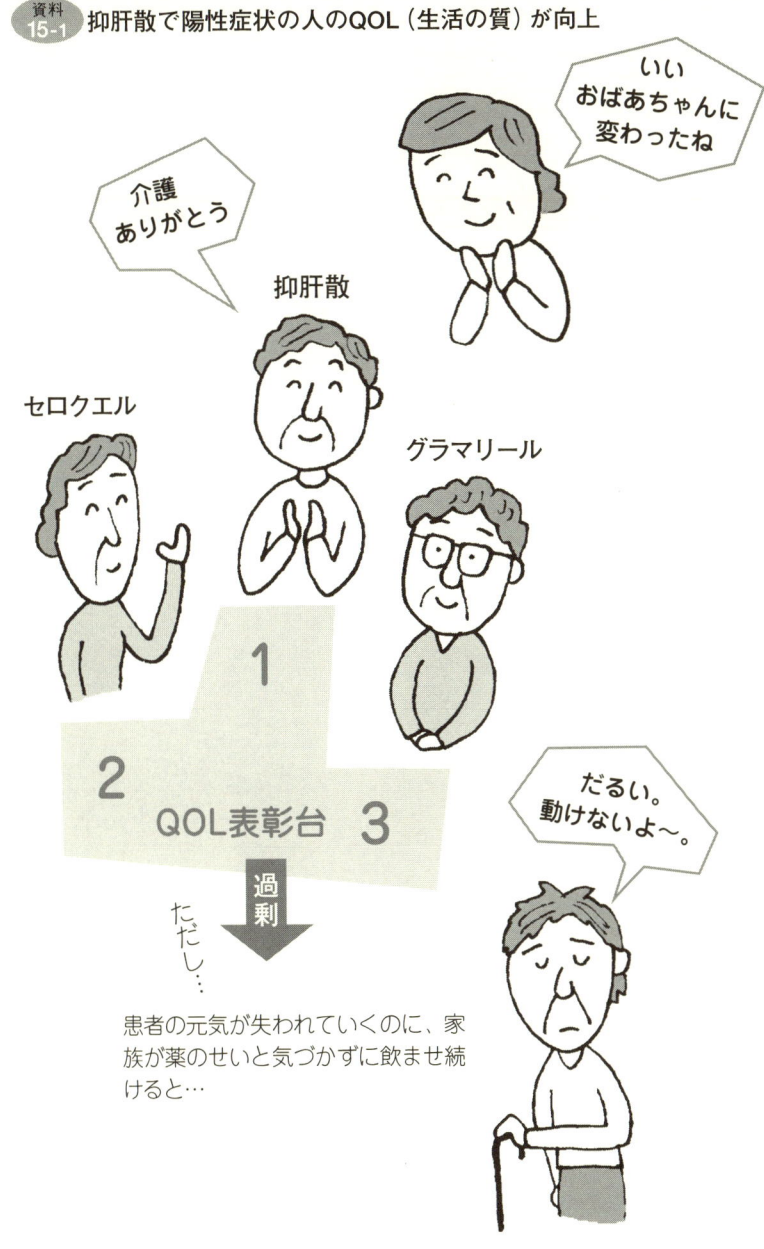

1
2 QOL表彰台 3

ただし…

過剰↓

患者の元気が失われていくのに、家族が薬のせいと気づかずに飲ませ続けると…

だるい。動けないよ〜。

＊効き方は個人差、病気による差がある点に注意。
＊アルツハイマー型にはグラマリールが第一選択。

らず下がると思ってください。低カリウム血症は、不整脈や筋肉痙攣(けいれん)を誘発する可能性が少し高まります。飲み始める前から血清カリウム濃度が低め（4mEq／ℓ未満）なら、最初からカリウム製剤をいっしょに飲ませるのが安全です。医師に相談してください。また、抑肝散自体が下肢や顔の浮腫を生じさせることもあります。

第16の満足

レビー小体型認知症 ①その正体にせまる！

パーキンソン病と認知症は基本的に関係はない

　いよいよ、最大の難敵の話に入りましょう。たくさんの文字や図で説明しなければなりません。

　レビー小体型認知症は、認知症の中でも最も診断・治療がむずかしい病気です。認知症の15％以上はレビー小体型であると推測されますが、最近、小阪憲司先生（レビー小体型認知症の発見者）が、レビー患者が急激に増えているというおそろしい発言をされていて、私の外来でもそうした印象は強く受けています。

　この病気は、表情が暗くて声が小さくなるために発病当初はうつ病と診断されることが

最初に、パーキンソン病の話からする必要があります。パーキンソン病とは、第6の満足でお伝えしたように脳幹部にレビー小体（封入体）という病変が存在して、神経伝達物質のドパミンが不足するために、筋肉が硬くなって小刻み歩行になったり手がふるえたりする病気です。認知症とは関係がない脳幹部の変性なので、基本的にはパーキンソン病から認知症になるということはありません。

パーキンソン病は、かつては発病してから3年ほどで亡くなる病気でしたが、治療薬（レドーパ）が開発されてからは、患者は平均寿命に肩を並べるほど長生きできるようになりました。そのせいか、3割の患者が認知症になっていることが知られるようになりました。中には、薬が増えたときに妄想や幻覚をおこす患者もいます。そのため、パーキンソン病は結局認知症になっていくのだ、という見方をされるようになりました。

ところが、パーキンソン病と診断されていた患者の死後脳を病理研究したところ、認知症になっていた患者の9割以上は、脳梗塞やアルツハイマー型認知症を合併していたか、レビー小体型認知症だったということがわかりました。やはり純粋なパーキンソン病だけなら認知症にはならないといえるのです。

パーキンソン病の原因はまだはっきりわかっていません。ボクサーのモハメド・アリさんのパーキンソン病は、頭部打撲が発病に影響しているように思います。パーキンソン病

110

資料16-1 レビー小体型認知症における臨床症状の発現様式

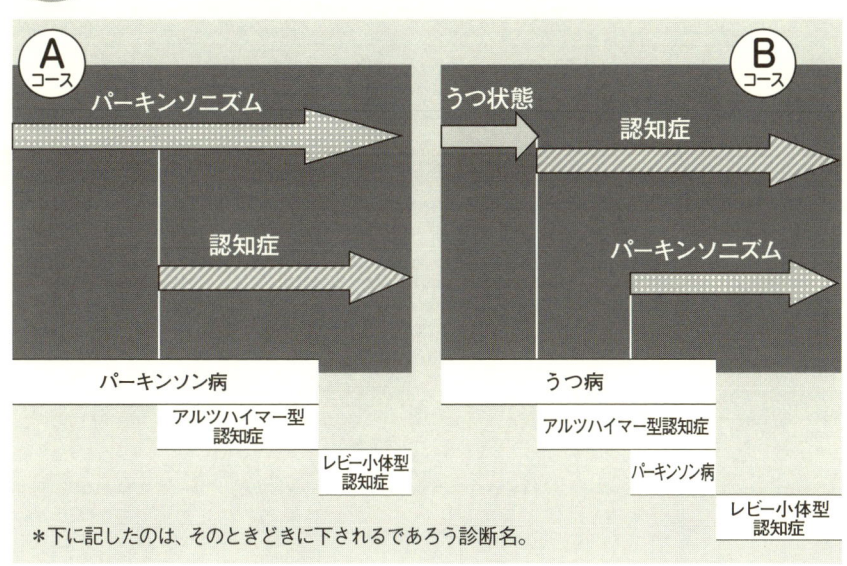

Aコース: パーキンソニズム → 認知症
（パーキンソン病 → アルツハイマー型認知症 → レビー小体型認知症）

Bコース: うつ状態 → 認知症 → パーキンソニズム
（うつ病 → アルツハイマー型認知症 → パーキンソン病 → レビー小体型認知症）

＊下に記したのは、そのときどきに下されるであろう診断名。

遺伝性はないのですが、ワシントンDCでおきた密造の覚せい剤による外因性パーキンソン病の発病事件（1970年代）以来、この病気の原因研究は急速に進みました。密造された覚せい剤（MPTP）が不純だったために、その覚せい剤によってパーキンソン病を発病したのですが、身のまわりの食品の中にも化学構造は農薬に似ており、類似物質があることがわかりました。また、患者はほとんどといってよいほどまじめな人が多いので、外因（食品経由の化学物質など）、内因（快楽を抑制してドパミンを放出させない性格）が複合して発病するのかもしれません。レビー小体型認知症も、そのような発症要因があるように思われます。

症状の発現に時間差のあるレビー小体型

さて、レビー小体型認知症の話に入ります。レビー小体型認知症の典型例とは、パーキンソニズム（小刻み歩行など）、認知症症状（幻視）、うつ状態がそろっている状態です。しかし、資料16-1に示すように、最初の4〜5年はパーキンソン病の症状しかなくて次第に認知症が加わってくる場合

111

資料 16-2 レビー小体型認知症に気づくヒント

- かぜ薬や睡眠薬でおきなくなってしまった。(薬剤過敏性)

- アリセプト、レミニールもパーキンソン病薬も吐き気などで飲めない。(薬剤過敏性)

- 知能検査をするといつも得点が一定しない。

- CTかMRIを見て医者が「アルツハイマーにしては萎縮してないなあ」と、ひとりごとを言っていた。

- 昼寝が1時間以上。

こうした点に加えて、認知症、幻視、パーキンソニズムのうち1項目があれば、レビー小体型認知症の可能性は否定できない。

（Aコース）、最初の2〜10年はうつ病のような状態だけであとから幻視や歩行障害が加わってくる場合（Bコース）などがあり、診断はなかなか容易ではありません。

レビー患者の多くには、嗜眠といって1〜2時間昼寝してしまう、食事のあとに長く座っていると意識消失発作をおこす、ときには診察中にも寝てしまうような症状や、せん妄をおこすなどの意識障害症状が見られやすいという特徴があります(全員ではありません)。第6の満足の資料6-2（55ページ）や、**資料16-2**に示す薬剤過敏性などの様子も発見のヒントにしてください。

しかし、初診時はどうみてもアルツハイマー型認知症と思われた患者が、数年後にレビー小体型のように変わっていくことがあり、私は家族に「誤診だったようです」と謝って

112

資料 16-3 レビー小体についての秋山仮説

レビー小体の形成は、神経細胞の生き残りのための努力の痕跡かもしれない。

東京都精神医学総合研究所 秋山治彦先生の仮説

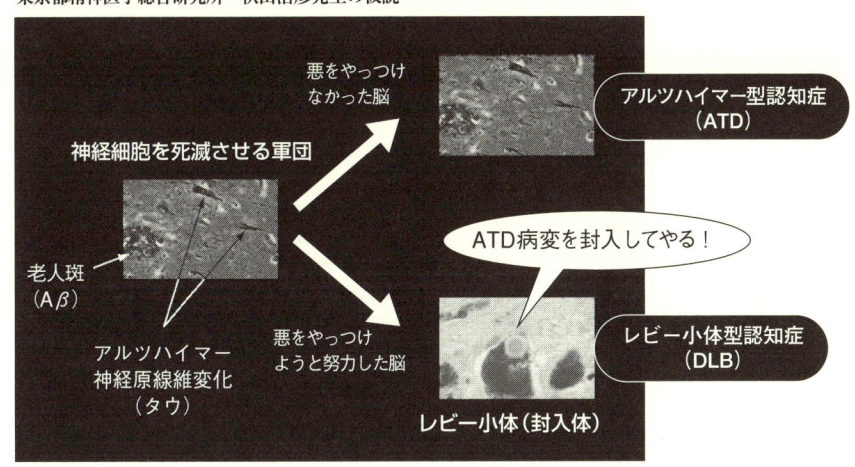

神経細胞を死滅させる軍団
- 老人斑（Aβ）
- アルツハイマー神経原線維変化（タウ）

悪をやっつけなかった脳 → アルツハイマー型認知症（ATD）

悪をやっつけようと努力した脳 → レビー小体（封入体） → レビー小体型認知症（DLB）
「ATD病変を封入してやる！」

レビーとアルツハイマーは同じレールの上を走る列車?

ある学会に参加して、私は久しぶりに興奮しました。レビー小体型認知症とアルツハイマー型認知症は深い関わりがある、という秋山治彦先生（東京都精神医学総合研究所）の仮説（資料16-3）を伺ったときのことです。

レビーもアルツハイマーも変性性の脳疾患であり、患者の死後脳で病名が確定されるのですが、前者はレビー小体、後者は老人斑、アルツハイマー神経原線維変化、

きました。ところがそうではなく、このあとでお話しするように、アルツハイマー型の病理組織がレビー小体型のように変わっていく可能性が最近示唆されました。

いずれにせよ、医師の側として大事なことは、途中で「ああ、この患者さんはレビー小体型認知症だったのだ」と気づいたら、すぐに処方を見直すことです。それにはレビーをよく知ることが必要で、レビーを知らなければいつまでもなぜだろうと考えているばかりで、その間に患者はどんどん歩けなくなっていきます。

神経細胞の層状脱落といった病理所見で診断されます。

レビー小体はαサイヌクレインというたんぱくで構成され、アルツハイマー型に見られる老人斑はAβたんぱくで構成されています。両者はまったく別世界のものですから、関連があるとはだれも思わないわけです。ところが、レビー小体型認知症の発見者である小阪憲司先生が昔から、「レビー小体型認知症のアルツハイマータイプ」や「レビー小体型認知症の移行型」という患者がいることを提唱されていて、その意味がずっとよくわからなかったのです。

その点に関しては臨床医の私もしろうと同然ですから、「アルツハイマー型認知症とレビー小体型認知症が運悪く合併した人がけっこういるのだな」などと思っていました。ところが、秋山先生の解説を聞くうちに、レビー小体というのは、封入体といって外邪（外から進入してくる細菌、ウイルス、異物など）を封じ込めて脳に危害を与えないようにする、一種のゴミ箱であることがわかりました。一方、老人斑は、Aβたんぱくの凝集が進んで神経細胞が壊された死体ですから、ゴミ箱と死体ではまったくカテゴリーの異なるものです。

しかし、死体はゴミ箱に片づけましょう、というストーリーを考えると、話が通じるようになります。つまり秋山仮説とは、老人斑が脳内で増えてくると神経毒で神経細胞が殺されるので、脳が努力して老人斑を掃除しゴミ箱に封じ込めてしまう。そのゴミ箱がレビー小体であり、ゴミ箱がたくさんになるとレビー小体型認知症として症状が出てくるということです。この話から、努力しない脳はゴミ箱も用意しないので純粋なアルツハイマー型認知症の姿、一部の老人斑を掃除しきれずに残してしまったのがレビー小体型認知症のアルツハイマー型認知症の姿、

114

移行型（アルツハイマータイプ）、老人斑をすべてゴミ箱に入れてしまったのが純粋なレビー小体型認知症、という理解ができました。

そうすると、老人斑を脳内に持った人は世の中にいくらでもいる中で、ある人は人生の途中でゴミ箱を用意しはじめるわけですから、「5年前はアルツハイマー、今はレビー」という患者がいてもおかしくないのではないか、と気づきました。

これでいろいろな謎が解けはじめました。私は講演会などで「レビー患者はなかなか症状が揃ってくれない」と話してきましたが、「最初はアルツハイマーなのだから、あたりまえか」と思うようになりました。初診時に「アルツハイマー型認知症ですよ」と診断していた患者さんに、その後にレビー小体型認知症の症状（幻視、小刻み歩行など）が現れてきた場合、これまでのように家族に「すみません、誤診でした」と謝る必要はないのではないか、と考えるようにもなってきました。そうなると、医師としては初めから患者をずっとレビー小体型認知症と診断して、すぐにそれに対応できる処方を出せるわけもなく、長く患者の経過を診ていくうちに「そろそろレビー対応の処方に変えていこう」と考えればよいのだと、そんな結論に達しているのです。

ですから、病院で医師から、MIBG心筋シンチや脳血流シンチ検査をしてもレビー小体型認知症の典型的な所見が出なかったと言われても、「でも将来、レビー小体型認知症になるかもしれない」と考えておく必要はあるでしょう。つまり、もし小刻み歩行などの症状が出てきたらすぐにアリセプトを減らそう、という気構えを持っておくということです。

▼MIBG心筋シンチ、脳血流シンチ

どちらも微量のアイソトープ（放射線同位元素）を体内に入れ、ガンマ線を使用したカメラ（シンチカメラ）で体内を画像化して病変を調べる検査。MIBG心筋シンチでは、心臓へのアイソトープのとり込みが少ないとパーキンソン病やレビー小体型認知症と診断できる（ただし、糖尿病の自律神経障害や心筋疾患でとり込みが低下するのは当然のこと）。脳血流シンチでは、後頭葉の局所脳血流が低下するのが典型的なレビー小体型認知症の所見。

第17の満足

レビー小体型認知症 ②症状による処方

薬は症状に合わせて少量ずつ組み合わせる

レビーだと気づいたあとは、適切な治療が急務です。

現在のパーキンソン病治療薬の主流をお話ししておくと、まずドパミンアゴニスト（ペルマックス、ドミン、カバサールなど）を使用し、効果が不充分なときにLドーパ（メネシット、ECドパール、ネオドパストンなど）を少なめに併用するという方法です。

前出の資料16-1（111ページ）に示したAコースのような場合は、パーキンソン病に認知症が合併したのではなく、最初からレビーです。Bコースの場合も、うつ病にパーキンソン病が合併したのではなくてレビーです。病気の複合ならば、パーキンソン病治療薬、認知症治療薬のアリセプト、抗うつ薬の各常用量を単純加算してもかまわないのですが、レ

116

資料 17-1 レビー小体型認知症への処方
～対症療法（オーダーメイド）がよい～

治療目的	適応薬	患者の3タイプ
知能を上げたい	アリセプトかレミニール少量あるいはメマリー	
歩行をよくしたい	パーキンソン病治療薬（ペルマックス）少量	
幻視をとりたい	抑肝散	

注意：パーキンソニズムがまったくない患者にペルマックスを飲ませてはならない。

資料17-1のように、レビー患者の記憶能を上げるにはアリセプトが第一選択、歩行を改善させるにはペルマックス少量、幻視を消すには抑肝散が第一選択です。しかし3症状のうち2症状しかない人も多いので、その場合はペルマックスを飲ませてだけ処方してもらいましょう。ちゃんと歩けるのにペルマックスを飲ませてはいけません。幻視が悪化するおそれがあるからです。

各薬剤が少量でないといけないのは、レビーは薬剤過敏性、つまり少量でも副次作用が出やすいからです。逆にいうと少量でも劇的に改善する、奇妙な病気なのです。

神経伝達物質のうち、アセチルコリンの低下で記憶が悪くなっているのがアルツハイマー型認知症で、ドパミン不足で歩行障害をおこしているのがパーキンソン病です。レビーの場合はその両方が低下しています。しかし、アルツハイマーやパーキンソンと違って薬剤過敏性があるので、アセチルコリン補充、ドパミン補充は半分ずつでがまんします。

脳内でアセチルコリンとドパミンはシーソーの関係にあります。アリセプトだけを飲ますと、アセチルコリンのみが賦活（活性化）されてドパミンの相対的な不足をおこすため（**資料17-2**）、薬剤性パーキンソニズムのように歩けなくなります。第10・11の満足でお話ししたように、アリセプトは最低でも5mgを処方しないといけないという規定があり、それに縛られている医師も多いので、いっそうこうした悲劇を増やしています。

資料17-2 アセチルコリンとドパミンのバランス関係

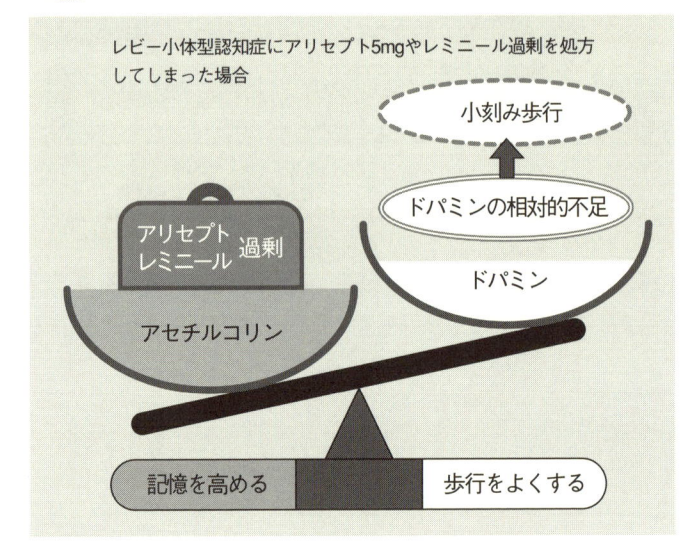

レビー小体型認知症にアリセプト5mgやレミニール過剰を処方してしまった場合

（図：天秤の左側に「アリセプト・レミニール 過剰」「アセチルコリン」、右側に「ドパミン」。ドパミンの相対的不足により「小刻み歩行」が生じる。下部に「記憶を高める」「歩行をよくする」）

資料17-3 レビー小体型認知症における標的症状と処方の主作用、副次作用の関係

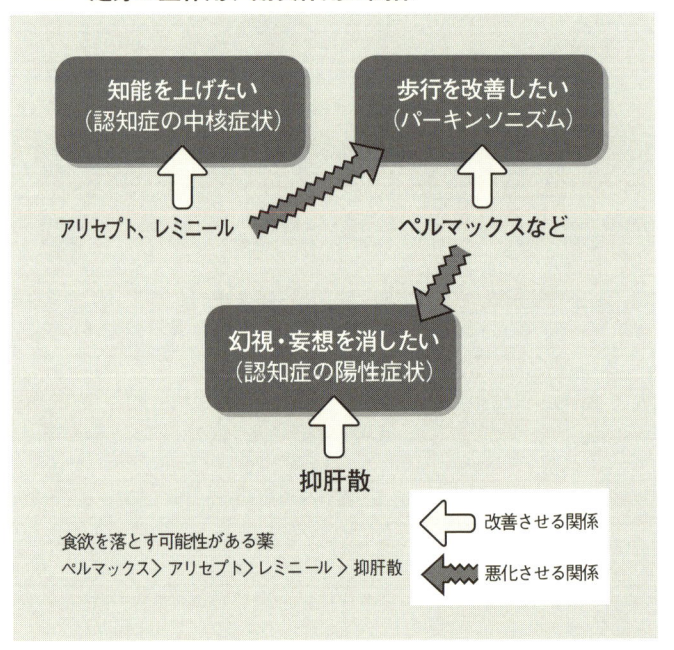

- 知能を上げたい（認知症の中核症状）← アリセプト、レミニール
- 歩行を改善したい（パーキンソニズム）← ペルマックスなど
- 幻視・妄想を消したい（認知症の陽性症状）← 抑肝散

食欲を落とす可能性がある薬
ペルマックス ＞ アリセプト ＞ レミニール ＞ 抑肝散

⇐ 改善させる関係
⇐ 悪化させる関係

ここに幻視の問題も含めて説明すると、ペルマックスなどによるドパミンの賦活は幻視を悪化させるという関係があります（**資料17-3**）。ですから、レビー患者さんの家族は知能、歩行、幻視を完璧に治してほしいと思っても、それを医師に性急に求めるより、少し

第17の満足

改善したらしばらく様子を見る、くらいの気持ちでいましょう。

成功率の高い処方「レビーセット」

レビー小体型認知症を改善させるのに私がよく使う、スタンダードな（間違いの少ない）薬剤の組み合わせを、レビーセット（上記参照）と称しています。これは、数多くのレビー小体型認知症患者を治療してきた結果、生み出したものです。レビー患者への処方経験が少ない医師のかたは、このレビーセットを患者個々にマッチさせた用量で処方すれば、成功率が高いでしょう。

薬の調合割合が患者にピッタリ適合すると、奇跡のようによくなることもあります。それが、その患者にとっての、いわば処方の黄金比です。私はレビー小体型認知症の新規患者を年間100人は診ていますが、その経験からいうと、アリセプト1～1.67mg、抑肝散2包、ペルマックス（50μg）1～2錠くらいの量で顕著に改善した人が多くおり、これくらいが一般的な黄金比（薬剤の用量比）と考えています。

レビーセットと標的症状

▼記憶低下にアリセプト1mg程度、幻視に抑肝散1～3包、歩行障害にペルマックス（50μg）1～6錠。これにANM176™を加えると活気が出る可能性が高まる。

嗜眠には興奮系薬剤、せん妄には抑制系薬剤を少量

次に、レビー患者によく見られる嗜眠、せん妄、意識消失などの症状に対する処方についてお話しします。

資料17-4 レビー小体型認知症の嗜眠、せん妄、意識消失における処方

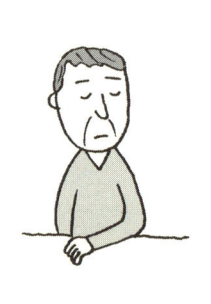

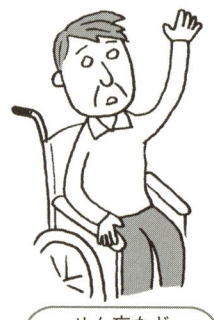

	嗜眠など 陰性症状	せん妄など 陽性症状	意識消失など 自律神経症状
興奮系	ニコリン アリセプト0.5〜1.5mg	アリセプト0.5〜1.5mg	サアミオン ペルマックス
抑制系		抑肝散 セロクエル少量	

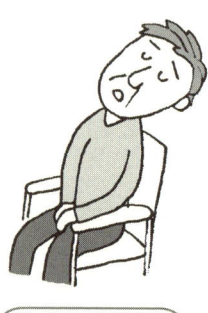

資料17-4に示すように嗜眠は陰性症状ですから、アリセプト0.5〜1.5mg程度を飲ませるか、食事がとれないほど重度の場合はニコリンの注射をします。すなわち、興奮系薬剤が必要です。ニコリン注射で目つきがしっかりすれば、食事も食べられるようになります。効果があれば月に2〜5回くらい投与するとよいでしょう。ニコリン500〜1000mgを入れる点滴母体は生理食塩水100mlでよいので、30分で終わります。まれにニコリン点滴で興奮状態になる患者がいますが、その場合は2回目はさし控えるか、2/3アンプルで再挑戦します（ニコリンHなら筋注、静注も可能です）。

嗜眠と顔つきは似ていますが、せん妄は陽性症状ですから、抑肝散やセロクエル少量で徘徊を落ち着かせて、余裕があればアリセプト0.5〜1.5mgで覚醒させます。そのような微量のアリセプトは処方できないと言う先生には、レビーをうまく治すことは困難です。

意識消失発作は自律神経症状です。名前を呼んでも目を覚しませんが、普通は5分程度で目が覚めます。最初からレビー患者とわかっていれば救急車を呼ぶ必要はなく、てんかんと誤診されないよう気をつけましょう。やがて時期がくれば発作をおこさなくなってきますが、食後に長時間座らせておくと

やすくなることを知っておいてください。薬はサアミオンかペルマックスが適しています。

意識消失発作とてんかん大発作との見分け方ですが、てんかん大発作では普段とは別人のような顔つきになるもの（口や目を大きく見開いたままになるなど）で、痙攣も伴いやすい症状です。長時間続くと脳が酸素欠乏になることがあるので、病院で抗てんかん薬（フェノバール）を注射してもらわないといけません。大声で呼んだり体を揺すったりすることは逆効果で、静かに搬送します。

なお、レビー小体型認知症の人は、パーキンソニズムで足の筋力が奪われやすい、筋肉が硬い、意識がボーッとしているなどのために、アルツハイマー患者の10倍ころびやすいといわれます。そのことで認知症介護のトピックスにもなっている病気です。ころぶと大腿骨頸部骨折、脊椎圧迫骨折、硬膜下血腫、外傷性クモ膜下出血をおこしやすいので、くれぐれも注意しましょう。

第18の満足

レビー小体型認知症
③改善例と誤診の怖さ

■ 症状に応じた処方で、目に見えて改善

　レビー小体型認知症にもさまざまな症例があります。いくつかの症例別の処方例と、それによってどのように改善したかを、参考として紹介しましょう**(資料18−1・18−2)**。

【Aさんの例】標準的なレビーの症状を持つ男性です。レビーセットに、就寝前に催眠鎮静薬のベンザリンを処方したところ、1週間後には姿勢、歩行が見事に改善しておしゃれをして外来に来てくれました。この処方箋は、経験から生み出したスタンダードです。

【Bさんの例】パーキンソニズムの強いレビー患者さんです。そのため、前医の処方したパーキンソン病治療薬（マドパー）を減らすことはできません。幻視がないのでそれで問題はなく、抑肝散は不要です。アリセプトはパーキンソニズムを悪化させないように0.25mg

122

資料 18-1 レビー小体型認知症の処方例(1)

Aさん（70代男性）
標準的なレビー小体型の症状

処方
- アリセプト1mg（朝）
- 抑肝散3包（分3）
- ペルマックス(50μg)1錠（分2）
- ベンザリン(5mg)1錠（就寝前）

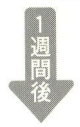

↓ 1週間後

姿勢、歩行、身だしなみ改善。

Bさん（70代女性）
パーキンソニズムが強い

処方（前医）
- マドパー3錠

車いすで座位保持も困難。

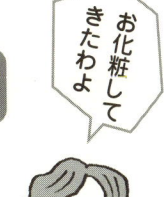

→ 5か月後

杖をついて歩いてきた。

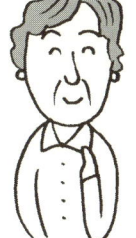

「お化粧してきたわよ」

処方（著者）
- マドパー3錠継続
- アリセプト0.25mg
- ルシドリール3錠
- サアミオン15mg

Cさん（70代男性）
意識障害が強い

処方（前医）
- アリセプト5mg
- セロクエル(25mg)3錠
- Lドーパ

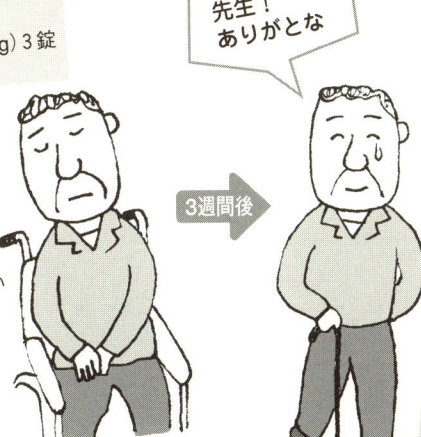

食事もままならない状態のレビー。

→ 3週間後

「先生！ありがとな」

泣きながら入ってきた「オヤジ」。

処方（著者）
- アリセプト5日間中止ののち1mg
- セロクエル(25mg)1錠
- 抑肝散2包
- Lドーパ継続

資料 18-2 レビー小体型認知症の処方例（2）

Dさん（80代男性）
認知機能低下が大きい

2007年9月（初診）
改訂長谷川式スケール8点。
アルツハイマーと診断。

処方
- アリセプト1.5mgで開始、その後2.5mg

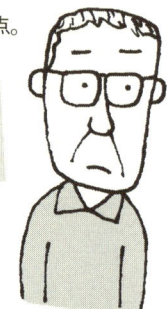

2007年12月
よくころび、よだれ増加。
レビーを疑う。

処方
- アリセプト2.5mg継続
＊ ANM176™（2包）を併用

★ ANM176™開始後、歩行改善、よだれ減少。正月にテレビゲームを自ら開始。

2008年1月
肺炎で入院。
幻視が初めて出現。

2008年2月
12月以降、改訂長谷川式スケールどんどん向上。テレビゲームの操作を自分でくふう。

処方
- アリセプト2.5mg継続
＊ ANM176™（2包）継続

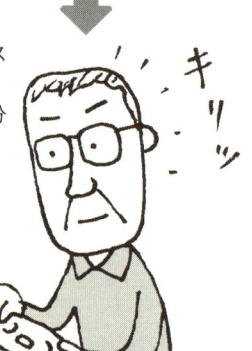

（規定の1/20）、覚醒させるためにルシドリールを3錠、そしてアリセプトの不足分は興奮系のサアミオンでサポートしました。5か月後にはお化粧をして杖をついて、にこやかに診察室に入ってこられました。

【Cさんの例】初診時に強い意識障害があった男性です。前医の処方した抑制系のセロクエルが強すぎるうえ、アリセプト5mgの処方がかえって彼をだるくさせていました。そこで、アリセプトは5日間やめてから1mgで再開しました。セロクエルは減らし、幻視への対応薬を抑肝散に切り替えました。この患者さんはパーキンソニズムも強い難関症例でし

第18の満足

たので、パーキンソン病治療薬のLドーパは減らしませんでした。その結果、意識も歩行も改善しました。

【Dさんの例】改訂長谷川式スケールは8点で、初診時にはアルツハイマー型認知症だと思っていた患者さんです。ところが、アリセプトを1.5mgから2.5mgへと増やしていったときによくころぶようになりました。その時点でレビーだと気づき、アリセプトの増量はこれ以上無理なので、第14の満足で紹介したANM176™を併用開始するように、と奥さんに助言しました。

ANM176™を服用しはじめると歩行は速くなり、よだれは減り、テレビゲームを楽しむようになったそうです。その後、たまたま肺炎をおこして6日間入院したときに、初めてレビーらしき幻視が出てきました。つまり、幻視というレビーをほぼ確定するような症状が一度も出ていない時点で、アリセプトがあたかもリトマス紙のように彼の脳内のドパミン不足、つまりレビーの潜在を知らせてくれたわけです。アリセプトの不足分はANM176™に担当させることにより、彼は退院後もゲームがどんどん上達して、外来で笑顔を見せてくれました。

医師も家族も認識してほしい、誤診の怖さ

最後にどうしてもお話ししておきたいことがあります。レビー小体型認知症がうつ病と誤診されると、どれだけ怖いことになるかという事例です。

資料18-3 うつ病と誤診されたレビー小体型認知症の例

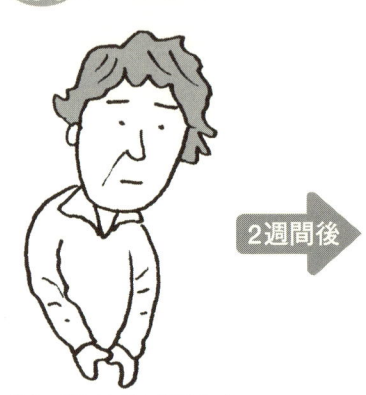

抗うつ薬で急激に悪化した
レビー小体型認知症の女性

改訂長谷川式スケール 10点

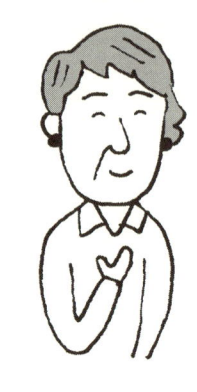

処方（大学病院精神科）
・コントミン
・ヒルナミン
・マイスリー

2週間後

処方変更により2週間で改善

改訂長谷川式スケール 28.5点

処方（著者）
・アリセプト1mg
・抑肝散2包
・ペルマックス50μg

64歳のその女性は、無気力、無表情となったために精神科開業医を受診し、うつ病と診断されて抗うつ薬を処方されました。知能検査も画像診断もしないままに、です。しかし彼女は元気にならず、大学病院の精神科を紹介されました。大学病院でも精神科医はくわしい診察をすることなく、開業医の抗うつ薬を2倍にしました。精神科の伝統は「効かなければ増やせ」です。確かに統合失調症などでは、そのような方法で患者は改善するようです。しかし、彼女にはレビー小体という器質的疾患が潜んでいました。そのため、とうとう漬物で窒息するほどに弱ってしまいました。

これは薬漬けだと感じた夫はインターネットで私を知り、妻を連れてきました。私はすぐにレビーだとわかり、抗うつ薬をレビーセットに切り替えたところ、2週間後に彼女はきれいにお化粧をしてすたすたと歩いてきたのです。改訂長谷川式スケールは10点から28.5点に上がっていました（**資料18-3**）。

精神科というのは、たとえば幻視だけを治そ

126

資料18-4 脳梗塞がおこす神経疾患と適合する薬剤

神経疾患	誤選択	明確なエビデンス	進行抑制
脳血管性認知症（陰性症状）	アリセプト、レミニール ▲	サアミオン	プレタール か プラビックス
脳血管性パーキンソニズム	抗パーキンソン薬 ×		
脳血管性うつ状態	抗うつ薬 ×		

注意：心不全の既往がある場合や安静時の心拍数が85以上ある場合は、プレタールではなくプラビックスを用いる。

としてリスパダールを処方しますが、幻視をおこしている本元がレビーという病気であり、その存在が地中に隠れていたら、患者はリスパダールによって寝たきりになってしまいます。

ある精神科教授が講演で話されていたのですが、認知症外来にやってくる患者の前医は精神科医が最も多いということです。一部の認知症診療にたけた精神科医にはたいへん失礼な話かと思いますが、やはり認知症の可能性がある高齢者は、最初に精神科には行かないほうがよいと思います。一般の人々が「認知症なら精神症状だから精神科だよね」と期待しているだけに、精神科医のみなさんにはその期待を裏切らないようにお願いしたいと思います。

処方の種類や量は医師が常に絶対的に決めるものと思うなら、患者は寝たきりとなり、介護する家族は疲労で倒れることがあり得ます。とにかく薬が変わって患者の調子が悪くなったら、一度立ち止まってみましょう。

なお、資料18-4に示すように、脳梗塞がおこす3病態には、いずれもサアミオンを最初に使うべきであることを覚えておいてください。

解剖でわかったレビー小体型へのアリセプトの効き目

精神病は、患者さんが亡くなったあとで脳組織を見ても、精神病であった証拠をなにも残していません。認知症は器質的疾患なので、老人斑があればアルツハイマー型、大脳皮質にレビー小体があればレビー小体型、ピック球があればピック病と診断できます。

しかし患者さんが亡くなってから確定診断できても、本人のメリットにはなりませんので、生前になんとか診断して治そうと努力しているのです。ただ、そのための病理研究というものは、今後発病してくる人々には大きな治療のヒントや発見になります。

たとえば、レビー小体型認知症にアリセプトが効くことがわかったきっかけの1つとして、こんな話があります。

アメリカでアリセプトの臨床試験が終わり、しばらくすると試験に参加した患者たちが老衰などで亡くなりました。脳を解剖してみると、アリセプトが著効だった患者はアルツハイマー型ではなくてレビー小体型認知症だったのです。

この話は日本の医師にも伝わり、今では全国どこでも、レビー小体型認知症にもアリセプトが処方されるようになりました。

また、パーキンソン病患者は長生きするとその3割は認知症になるといわれていましたが、ちゃんと脳組織を調べると、認知症になった患者は合併症が原因で認知症になったことがわかりました。パーキンソン病とアルツハイマー型認知症は、いずれも原因不明でまったく別の病気だと思われるのですが、両者が合併する確率は統計的に算出された頻度よりも高いそうで、なんらかの関連があるようです。

私は、ピック病とアルツハイマー型認知症を合併した患者さんを、海南病院に勤務していたときに見つけたことがあります（死後脳を解剖して確認）。臨床医というのは、病理の研究・追究をしないと進歩できません。患者さんとその家族のご理解で死後の脳を見せていただくことで、初めて通知表を受け取ることができるのです。

第19の満足

ピック病の処方と改善例

■ 規定量のアリセプトは周辺症状を加速させる危険も

日本ではピック病は少ないと思われていますが、病理解剖の研究を見るとちゃんと患者は存在している、つまり多くのピック病患者が生前アルツハイマー型認知症と誤診されている、という実態が明らかになっています。一番大きな要因は、多くの医師がピック病という病気を知らない、ということなのでしょう。

ピック病患者は、性別でいうと男女比がほぼ均等ですから、女性に多いアルツハイマー型認知症に比べると男性に多いという印象があります。症状は第8の満足でも記しましたが、アルツハイマー型認知症と違うところは、道に迷うことはなく記憶はけっこう保たれ

ていることです。アルツハイマー型認知症の人は方向音痴になるため、高速道路を逆走するという事件をおこしやすいのに対し、ピック病の人は運転技能に問題が生じることはあまりないのですが、事故をおこしても相手に謝らない、平気でまたやってしまうという傾向がよく見られるのが特徴です。食行動の異常は特徴的で、甘いものばかり食べる、同じものばかり食べる、食べすぎることもあればまったく食べなくなることもある、石けんなど食べられないものを口にする、1皿ずつ食べていく、などの行動がよく観察されます。また、万引きもよく見られますが、病気のせいなので責任能力は問えません。うまくピック病とつき合っているご家族は、お店にあらかじめ先払いをしておいて、万引きをしてもトラブルにならないようにしています。

ピック病の人がアルツハイマー型認知症と誤診されて困る理由は、アリセプトを飲むと怒りっぽくなったり、高額な買い物や万引きなどの警察沙汰になりかねない行動が誘発されたりしやすいからです。アリセプトは興奮系薬剤であるためです。

ピック病の進行を止める薬はないので、私も代用としてアリセプトを処方することはありますが、まずセロクエル、ウインタミンなどの抑制系薬剤を処方して、行動が穏やかになったことを確認してからアリセプトを2.5mg（規定量の半分）程度併用する、という方法にとどめています。しかし、ほとんどの医師がアリセプトといえば規定量の5mgしか処方してくれないので、ピック病にはアリセプトは飲ませないほうがマシ、といえるかもしれません。

ピック病であろうとアルツハイマー型であろうとアリセプトが処方される可能性が高いのですが、いずれにしても患者さんが怒りっぽくなったり問題行動をおこしそうになった

資料19-1 重症ピック病患者の著しい改善例

常同行動がなくなり、相手を見てあいさつし、晴れて退院した。(60代女性)

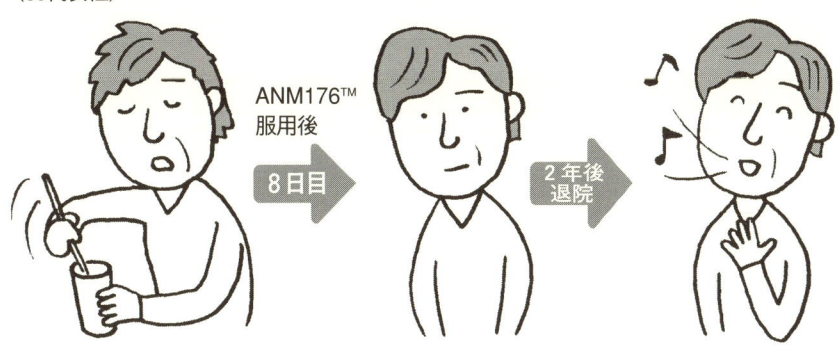

ANM176™服用後 → 8日目 → 2年後退院

- 猫背で、空の食器をこすり続ける。相手を見ない。
- 周囲を見渡すようになり、人が来ると見つめてあいさつ。
- 退院後、初の外来。デイサービスでは他利用者と歌い踊る。ABCの歌を歌ってくれた！

さらなる症状の改善をめざして

アリセプトを中止したら病気が進行してしまうと心配するご家族もおられますが、家庭の平和が大前提ですから、まず落ち着かせることが第一です。その後にアリセプトを少量から再開することをおすすめします。あるいは、私は状況により、第14の満足で紹介したANM176™を試してもらうこともあります。

資料19-1は、私のいた認知症病棟のスタッフの間でも評判になった改善例の患者さんです。60代の女性の元英語教師で、最初はうつ病と誤診され、異常行動が増えたために精神科病院に2年間入れられていました。夫はグループホームに妻を移したのですが、さすがに重症ピック病であるだけに非人道的な扱いだったため、あまりにホームのスタッフは音をあげました。依存心が強くて「どうするの、どうするの」と他人に

つきまとい、他の利用者の服を引っ張って引き倒し、人の食事をとってしまいます。困り果てた夫は、私の勤めていた病院に緊急入院させました。

入院中、遠方から毎日通ってやさしい声をかけていく夫を見ていて、なんとか意思疎通がよくならないかと考えた私は、ANM176™をすすめてみました。すると服用して8日目から、それまで空の食器をこすり続けていた彼女が、こちらを見て動きを止めるようになったのです。その後も週に1日くらいは意思疎通がよくなって、かつての教師時代の話をしてくれるようになりました。最初は中学校だったが、あとで小学校に移ったという話をしたり、「英語は読むよりしゃべりなさい」などとスタッフに助言したりするようにもなったのです。最初は改訂長谷川式スケール0点だった患者が、です。

しかし、やがて怒りっぽくなってきたため、1週間休んでから、1日2回服用していたのを1回に減らしました。その後は症状が安定し、ついに2年ぶりに自宅へ外泊させるに至りました。2泊の外泊ですっかり自信をとり戻した夫は、「家に連れて帰ります（退院の意味）」と私たちに笑顔で言いました。

重症のピック病患者が自宅に復帰する──従来の通念ではあり得ないことです。そして、退院2週間後の外来で、彼女は私をさらに驚かせてくれました。「英語はまだ覚えていますか」と聞くと、ABCの歌を歌ってくれたのです。夫の話では、心配していたデイサービスでも他の利用者といっしょに歌を歌い、踊っているとのこと。「わが道を行く行動」のピック病患者が集団療法になじまないことは、専門医の間では常識ですが、それをくつがえしたのです。

これはANM176™の効果かどうか断定はできませんが、その可能性を否定できない一例

132

資料 19-2 前頭側頭葉変性症の臨床的分類

1996 Manchester group（この分類に日本の学者は納得していない）

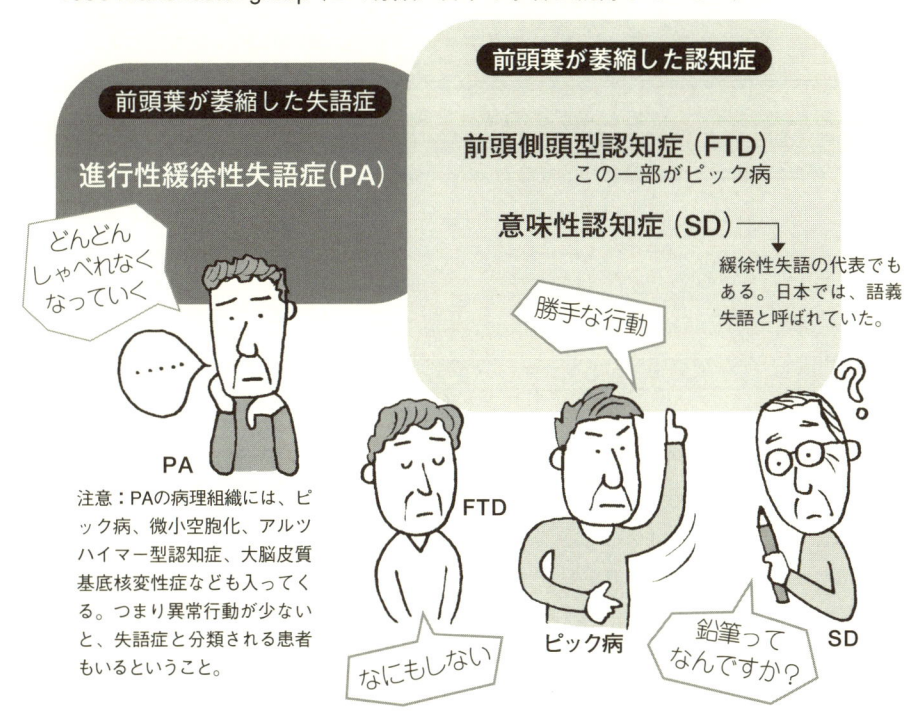

前頭葉が萎縮した失語症
進行性緩徐性失語症（PA）

どんどんしゃべれなくなっていく

PA

注意：PAの病理組織には、ピック病、微小空胞化、アルツハイマー型認知症、大脳皮質基底核変性症なども入ってくる。つまり異常行動が少ないと、失語症と分類される患者もいるということ。

前頭葉が萎縮した認知症
前頭側頭型認知症（FTD）
この一部がピック病

意味性認知症（SD）
緩徐性失語の代表でもある。日本では、語義失語と呼ばれていた。

なにもしない　FTD
勝手な行動　ピック病
鉛筆ってなんですか？　SD

失語症との混同には異議アリ

ピック病の症状としてしゃべらなくなることがあり、失語症と診断されることもあります。これについて触れておきましょう。

ピック病を含めて、前頭葉が強く萎縮する疾患群は前頭側頭葉変性症と総称されます。それは2種類に大別され、一方は認知症、一方は失語症のグループです（資料19-2）。しかし、話は簡単ではありません。

として紹介しました。ほかにもANM176™を飲んで症状に改善の見られたピック病患者さんを50人以上（改善率75％）見ており、今もデータの蓄積と分析を続けています。ただ、興奮性が出ることがあるため、服用量の調節が大事であると考えています。

失語症には、言葉が出せない（運動失語）、相手の言葉が理解できない（感覚失語）、どちらもできない（全失語）といった病態のバリエーションがあり、脳の失語症領域（多くの日本人は左大脳の側頭葉に存在）に大きな脳梗塞や腫瘍が発生することでおきます。一方、前出の前頭側頭葉変性症の失語症タイプとは、脳変性（脳萎縮）が原因であり、進行性緩徐性失語症といいます。ただ、私はこの分類には反対です。脳の失語症領域の大梗塞で失語になる患者こそが本物の失語症であり、これは認知症ではありません。一方、脳変性によって、それを失語症と呼ぶことに私は賛成できません。やはり認知症というべきです。

このように、認知症（病理分類）と失語症（臨床像）を同じ土俵で語るのは混乱を招きます。脳梗塞で失語症になっているかたを認知症扱いするのは、プライドを傷つけることになりますし、認知症末期で失語状態のかたに言語療法を行うことはあまり効果を期待できないと思います。

認知症タイプのほうは、前頭側頭型認知症（FTD）といい、その一部がピック病ということになります。ピック病でないFTDは、大脳内にピック球という病理組織がありません。この認知症は反社会的な行動は少なく、もっぱら発語がしにくい、尿失禁が比較的初期からおきるという前頭葉機能障害だけが目立ち、ピック病に比べると家庭介護はしやすいと思います。

134

第20の満足

血管因子のからむアルツハイマー型を見抜く

注目されている アルツハイマー型認知症の血管因子

脳血管性認知症は、おさらいになりますが、多発脳梗塞などが原因となっておこる認知症です。動脈硬化が進むとおきやすいので、血圧管理など日ごろの注意が大事です。脳血管性認知症にアルツハイマー型認知症を合併した混合型認知症は、診断もむずかしいので（第5の満足参照）、家族がおかしいと感じたら、なるべく早めに専門医に診てもらいましょう。

脳血管性認知症の場合は、第12の満足の86ページでお伝えしたようにプレタールなどの血小板抑制剤と、陰性症状のある場合は脳血流改善薬のサアミオンを用いますが、混合型

資料 20-1 脳梗塞だけでは説明がつかない深い意識障害の女性の治療例

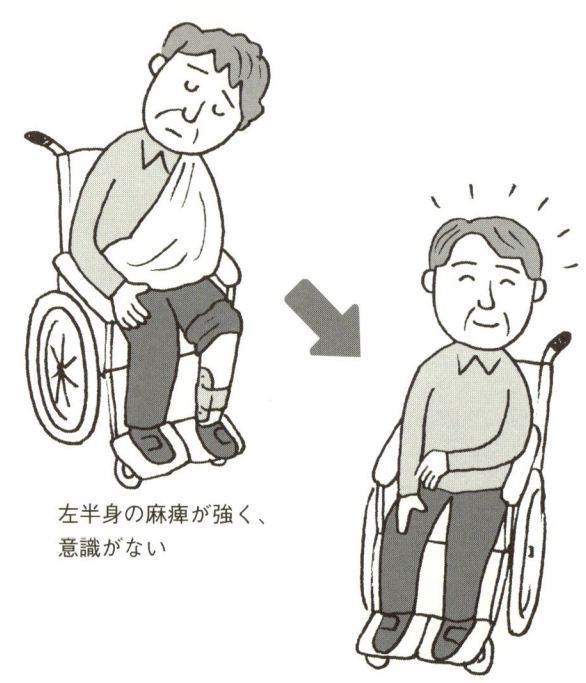

左半身の麻痺が強く、意識がない

アリセプトで劇的改善

資料 20-2 意識障害をおこしていた女性のCT所見

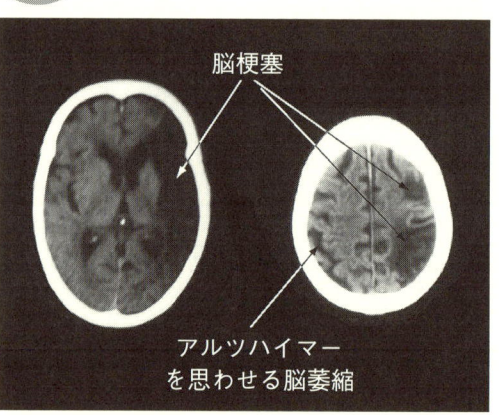

脳梗塞

アルツハイマーを思わせる脳萎縮

認知症の場合はアリセプトも必要です。私の経験からすると、ANM176™の併用も効果があるように思います。

さて、これからお話しするのは、少し複雑な病態です。脳卒中発症のあと半年以内に認知症になった場合は、脳血管性認知症だと思われますが、話はそれほど簡単ではないようです。

資料20-3 アルツハイマー型認知症の脳内に潜む血管因子のCT所見

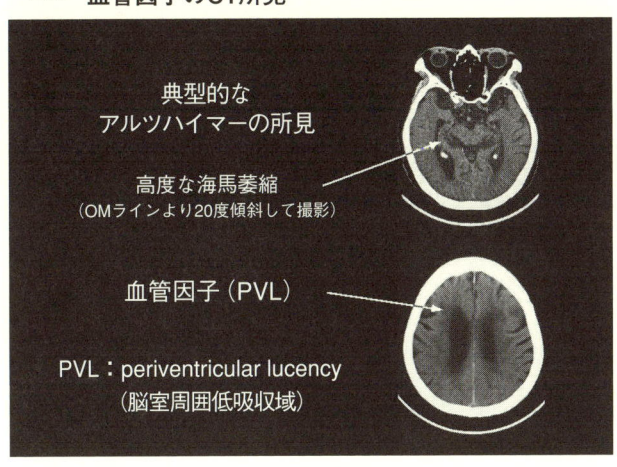

- 典型的なアルツハイマーの所見
- 高度な海馬萎縮（OMラインより20度傾斜して撮影）
- 血管因子（PVL）
- PVL：periventricular lucency（脳室周囲低吸収域）

次女の弁当を作るほど元気だった女性が、脳卒中で半身麻痺、車いすの状態になりました。「寝たまま」の状態になってきた「寝たまま」の私は、診察に、おかしいと思いました。CT画像（資料20-1・左の絵）を見ると、なるほど半身麻痺をおこすタイプの脳梗塞でしたが、これほど深い意識障害をおこすはずがないと感じたのです。画像の頭頂部を見ると脳溝が結構深くて（つまり脳萎縮が強くて）、まるでアルツハイマー患者のようでした。

アルツハイマー型認知症は頭頂部萎縮などが強くおきます。老人斑という異常が脳内に発生してから10〜20年の潜伏期間を経て発病する病気ですから、この女性もアルツハイマー発病準備期間だったのかもしれません。そこで、私はこの患者さんに脳梗塞専用の薬サアミオンではなく、アルツハイマー用の薬アリセプトを処方してみました。

すると大きな変化が起きて、彼女は脳卒中発症前よりも元気になり、デイサービス先で美空ひばりの歌詞を暗記して皆に聞かせるほどになりました。結局、彼女はアルツハイマーの病理を隠し持っていて、脳梗塞が合わさったために高度な意識障害をおこしていたのでした。これを、アルツハイマー型認知症の血管因子と呼び、最近国際学会ができたほど注目されています。

また、こんなことがありました。軽症のころから4年間通院して

資料 20-4 血管因子にアプローチした成功例

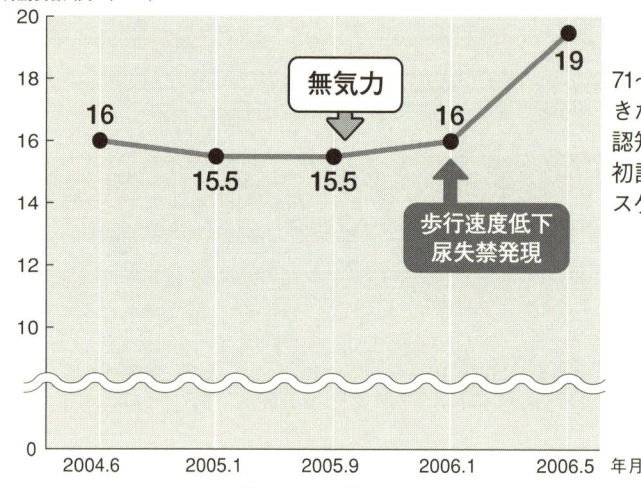

HDS-R（点）（改訂長谷川式スケール）

グラフ：
- 2004.6: 16
- 2005.1: 15.5
- 2005.9: 15.5（無気力）
- 2006.1: 16（歩行速度低下、尿失禁発現）
- 2006.5: 19

71～75歳まで通院してきたアルツハイマー型認知症の女性。初診時改訂長谷川式スケール25点。

（処方薬剤名） / （適応）
- アリセプト 2.5mg → アリセプト 5mg : 記憶障害（アルツハイマー型認知症の中核症状）
- グラマリール 25mg ＋ リーゼ 5mg : 怒りっぽさ（周辺症状）
- サアミオン 7mg / プレタール 100mg : 無気力、歩行速度低下、尿失禁（虚血症状）

いた アルツハイマー型認知症の女性です。改訂長谷川式スケールは初診時の25点から、ここ2年間は15点前後にまで落ちていました。その患者さんが急に歩行が遅くなり、尿失禁をおこすようになりました。

頭部CTを撮り直しましたが、著しい変化はありません。しかし、もともと脳室の周囲が黒ずんでいて（PVLといいます。資料20-3）、これが血管因子として悪さをしたのだろうと考えました。多くの医師は、おそらくアルツハイマーが進行したと考えてアリセプトを増量するところでしょう。

しかし、4年間徐々に悪化してきた患者が急激に悪化した場合は、アルツハイマー以外の病気のせいではないかと推測してみることが大事です。

そこで、アリセプト増量ではなく、サアミオンとプレタールを処方したところ、すぐに尿失禁はなくなり、改訂長谷川式スケールも19に改善しました（資料20-4）。標

138

的症状にマッチした処方は必ずヒットします。

脳梗塞を合併しない
アルツハイマーならボケ方は穏やか

　血管因子とは、おもに無症候性の脳梗塞を指しています。認知症における血管因子とは、その脳梗塞だけでは認知症にはならないけれど、アルツハイマー患者などの脳におきると認知症がひどく悪化する、ということを意味しています。

　アメリカの疫学研究者スノードン先生のナン・スタデイでは、そのことが明確に示されています。これは修道女の生涯にわたる生活とアルツハイマー型認知症との関連を調べた研究です。修道女たちは幼いころから同じ生活をし、同じ食べ物を食べていますから、亡くなってから解剖して体内で見つかった病気と個人の特性（性格、日記の書き方など）との因果関係が、比較的正確につかめます。

　その研究で、若いころの日記に書かれたボキャブラリーが乏しい者ほど認知症になりやすいことがわかった一方で、同じアルツハイマー型認知症でも脳梗塞を合併した人と合併していない人では、生前の認知機能検査スコアに大きな差があることがわかりました。ミニメンタルステート検査（MMSE）という30点満点のテストの平均スコアが、脳梗塞アリでわずかに3点、脳梗塞ナシで15点でした。

　また、半身麻痺をおこすような大きな脳梗塞よりも、本人も気づかないような小梗塞の多発のほうが認知症をより重症化させていました。繰り返しますが、これはアルツハイマ

資料 20-5 脳実質がきれいなアルツハイマー型認知症の例

99歳まで長生きしていて、重症アルツハイマー型認知症であっても家族が家庭で介護できる理由＝脳実質の虚血がない。

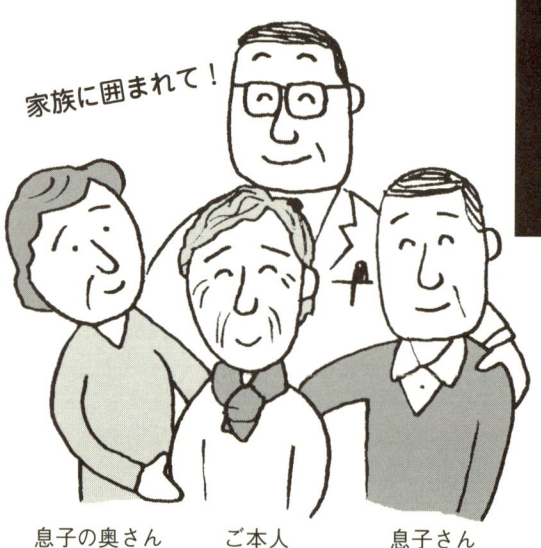

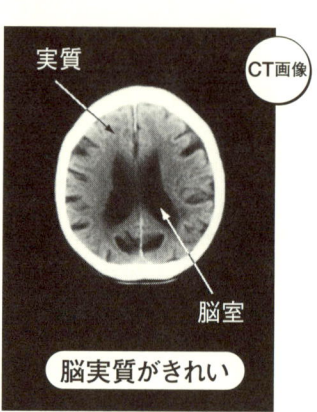

家族に囲まれて！

CT画像
実質
脳室
脳実質がきれい

息子の奥さん　ご本人　息子さん

Ⅰ型認知症の話で、脳血管性認知症の話ではありません。

このことは、あなたが脳梗塞を一つもおこさないように気をつけていれば、アルツハイマーになったとしても在宅にとどまれる程度の軽いボケですむ可能性が高い、ということを示しています。

私の患者さんの1人である99歳のおばあさんは、アルツハイマー型認知症で改訂長谷川式スケールは6点しかないのですが、穏やかで問題行動をおこさないため、家庭で介護を受けています。彼女のCT画像を見て感心したのは、脳は確かに萎縮してはいるのですが、脳実質は非常にきれいで血液の流れがよいことです（**資料20-5**）。だから長生きもできるのですね。

頭が混乱した人のために、話を整理しましょう。脳血管障害だけで認知症になった患者を脳血管性認知症、老人斑などが

の病変だけで認知症になった患者をアルツハイマー型認知症、両者を均等に持つ患者を混合型認知症といいます。それだけでは認知症にならない規模の脳梗塞がアルツハイマー病変を潜在させた脳に生じて、アルツハイマー型認知症の病状が急激に進行したり、思いもよらぬ意識障害をおこしたりする病態をアルツハイマー型認知症の血管因子と呼びます。

いずれにしても、脳梗塞をおこさないことが大事だということがおわかりかと思います。また、医師が「小さな脳梗塞だから認知症には関係ないよ」と言っても、油断はできないでしょう。

第21の満足

特発性正常圧水頭症と他の認知症の重複を見抜く

特発性正常圧水頭症とアルツハイマーの合併に注意

　第1章の最後にお話しした正常圧水頭症は、アルツハイマー型認知症と複雑に合併している場合もあり、診断がなかなかむずかしいことがあります。

　正常圧水頭症の典型的な患者は認知症、歩行障害、尿失禁の3兆候がそろっており、表情はボーッとして動作が鈍くなっている人がほとんどです。

　脳内には脳室という空洞があって、中に髄液が脊髄まで還流しており、脳脊髄に栄養（ブドウ糖）を供給しています。正常な人は、この液体の産生量と吸収量が同じなのですが、クモ膜下出血のあとに吸収が悪くなったり、脳脊髄膜炎で産生が過多になったり、脊髄腫瘍

資料 21-1 正常圧水頭症と他の認知症の特徴比較

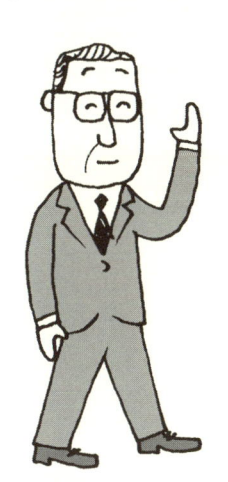

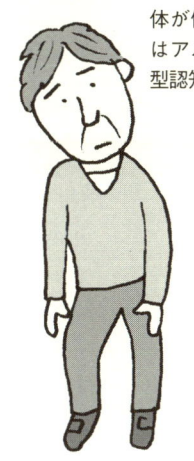

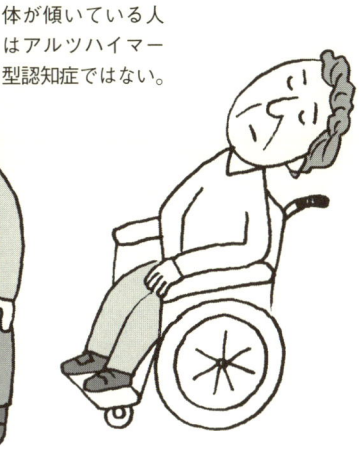

体が傾いている人はアルツハイマー型認知症ではない。

特徴
- ★元気で明るい
- ★すたすた歩く

- ★体が横に傾いている
- ★歩くのが遅い
- ★暗い表情、活気がない

- ★うしろに反っている
- ★寝てばかり

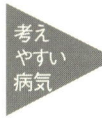

考えやすい病気
- ●アルツハイマー型認知症
- ●ピック病

- ●レビー小体型認知症
- ●正常圧水頭症
- ●慢性硬膜下血腫

- ●レビー小体型認知症

　が髄液還流を妨げることによって髄液が脳室内に過剰となり、脳室が拡大して、脳を内側から圧迫したりすることがあります。

　これらは二次性正常圧水頭症と呼ばれ、それで認知症になるのですが、私が注意が必要だと感じているのは、原因がわからないとされる特発性正常圧水頭症です。今までは原因不明だったのですが、最近、アルツハイマー型認知症などの変性性の認知症が潜在していて、それに続発している患者が約4割いるという報告がなされました。

　アメリカでは、患者が生きているときに病理組織を調べること（生検）ができます。特発性正常圧水頭症（認知機能障害を伴う56人）のシャント手術（過剰な髄液を腹腔に逃がす手術）を行っている最中に前頭葉の組織を生検したところ、約4割に老人斑が見つかったのです。つまりアル

143

資料 21-2 脳槽造影CTにおける造影剤脳室残留の程度で分類した3群の比較

Mean±SD

		48時間後残留	24時間後残留	還流異常なし
人数		13	11	17
年齢		77.2±4.5	77.5±8.6	74.6±6.0
認知症罹病期間（年）		4.9±4.1	5.1±3.4	7.2±6.4
HDS-Rスコア		6.6±6.1*	9.4±7.4	11.9±7.0
GBS-R（尿失禁）		4.5±1.9	3.2±2.0	3.2±2.6
検査前臨床診断	NPH疑	3	2	0
	ATD	5	2	5
	VaD	3	6	9
	その他	2	1	3

＊正常群と有意差あり

HDS-R：改訂長谷川式スケール。数値が低いほど重症。
GBS-R：ゴットフリーズ・ブレーン・スティーンスケール日本語改訂版
（日常生活から認知症の程度を評価するスケールで、数値が高いほど重症）
NPH：正常圧水頭症
ATD：アルツハイマー型認知症
VaD：脳血管性認知症

河野和彦ら：Iotrolan CT-cisternographyを用いたAlzheimer型痴呆、脳血管性痴呆における潜在性髄液還流異常の検討．脳神経，46(4)：367-372，1994．

ツハイマーの合併です（Golomb J. 2000.）。

資料21-1に記すように、アルツハイマー型認知症は元気で明るい傾向があるのに対して、正常圧水頭症は元気がないのが特徴です。

私は、さわらび会福祉村病院（愛知県豊橋市）に10年間通って勉強させていただいた時期がありました。数千人の認知症患者をCT画像で見ましたが、どう見ても正常圧水頭症の所見なのに主治医はアルツハイマー型認知症と診断していることが多く、その疑問に決着をつけるために、ある検査をしたくなりました。

日本財団から助成金を得て、正常圧水頭症に近いCT所見の患者41人に脳室造影CT検査を行いました。腰椎から造影剤を注入して48時間後も造影剤が脳室に残っていたら、正常圧水頭症ということになります。主治医の診断では、正常圧水頭症の疑い5名、脳血管性認知症18名、アルツハイマー

髄液を抜くことで症状が改善

残留の長い群は認知症罹病期間が長いわけではなく、認知機能障害と尿失禁の重症度に比例していましたので、やはり認知症の合併だと思われます。また、残留が長かった群ほど高い確率でアルツハイマーと思われていました。たしかに彼らは外見上「アルツハイマーっぽい」のです。そこで私は、アルツハイマー患者が正常圧水頭症になっていくこともあるのだろうと考えました。先述のアメリカの論文が出たのは、その15年あとです。当時、私は老年医学の研究会で「認知症の重複」と題する発表を行いましたが、3人の教授クラスの大御所から笑われました。事実が事実として認められるには、長い時間がかかります。

一型認知症12名、その他6名でした。それに対して検査の結果は、48時間後も脳室に造影剤が残っていた人が13名、24時間までは残っていた人が11名、異常なしが17名でした（**資料21-2**）。つまり、正常圧水頭症が13名、その疑いがある患者を含めると24名（32％〜59％）の範囲で見られたことになります。

こんな患者さんがいました。お嫁さんが医学に堪能で、義母の最近の症状が正常圧水頭症に思えてならないということでした（相談メールにて）。最近急激に歩行と嚥下ができなくなってきたが、主治医は「6年前からアルツハイマー型認知症なのだから、もう仕方がないでしょう」と言って、検査もしてくれないというのです。

2人は東京からやってきました。私はCT画像と、首が後屈してしまっている患者さんの姿を見て、すぐに正常圧水頭症とわかりました。髄液を抜いて帰ってもらったのですが、

資料 21-3 レビー小体型認知症に合併した正常圧水頭症患者に対する髄液排除の効果

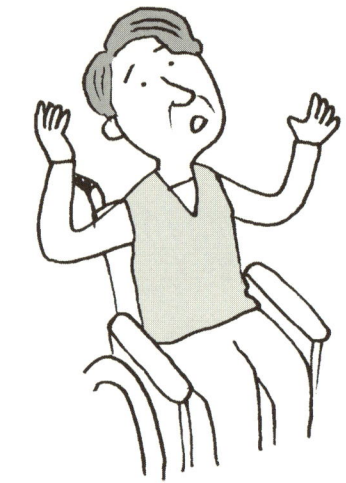

髄液排除前

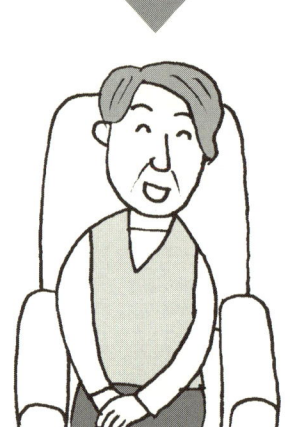

↓

髄液排除後
（こちらを見てしゃべる）

病歴から推測すると、彼女はレビー小体型認知症が正常圧水頭症化したものと思われました。数日後、目つきもしっかりした患者さんの写真が、嚥下もできるようになったという報告とともに電子メールで送られてきました。**資料21-3**はそれをもとにしたイラストです。その後も少なくとも1年半以上、彼女は嚥下ができていました。どうせ末期の認知症じゃないか、と考えるのは間違っています。嚥下ができるだけでも、介護の手間はまったく違います。

このように長年認知症で正常圧水頭症化した患者は、脳神経外科で脳室・腹腔シャント手術を受けても認知症は治りません。活気が出て歩行はよくなると思いますが、2001年の時点で手術による永続的な合併症が18.3％おきるといわれていましたので（Mori K.

▼過剰シャント

永続的合併症
▼過剰シャント（髄液の抜きすぎ）で硬膜下水腫・血腫をおこすことがある。しかし、最近では可変圧バルブが進歩したので、過剰シャントは減ったといわれている。

146

資料21-4 レビー小体型認知症に慢性硬膜下血腫が発生し、血腫が吸収されたあとに正常圧水頭症化した患者のCT所見

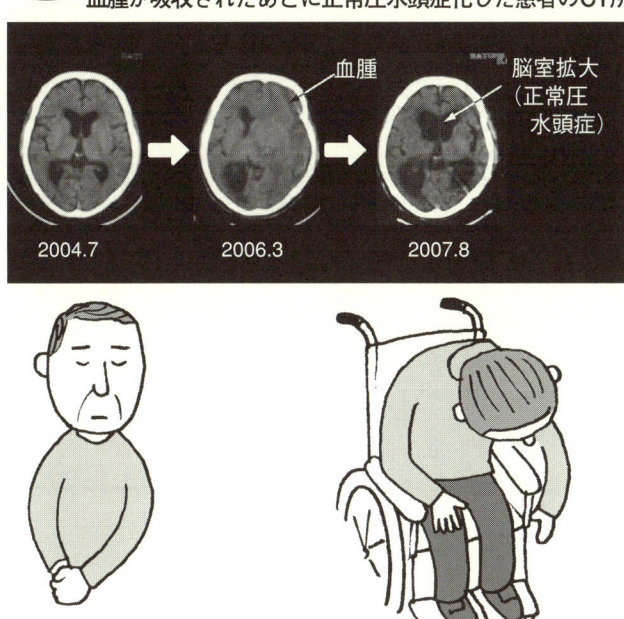

2004.7 → 2006.3（血腫）→ 2007.8（脳室拡大（正常圧水頭症））

気づかれにくい複雑な合併症も

資料21-4は、診断が大変むずかしい例です。レビー小体型認知症なので、はじめから歩行が遅くて元気がなかったのですが、頭部打撲をしたあとに硬膜下血腫が発生しました（中央のCT画像）。さらに、血腫が自然吸収されたあとは正常圧水頭症になってしまいました（右のCT画像）。こうなると車いすで体は大きく傾いています。認知症の人は頭を打たないように気をつけないといけません。

正常圧水頭症は、腰椎から長い針を刺して髄液を30mlほど排除すれば（タップテストといいます）、歩けるようになることが多いのですが、アルツハイマーが潜んでいる場合はアリセプトの服用も開始しないと認知症は進行します。画像診断上は、脳圧迫によってアルツハイマー独特の脳萎縮も隠されてしまいますので、両者の合併に気づく医師は非常に少

2001）、外来で髄液を抜くだけにしておいたほうがよいのかもしれません。

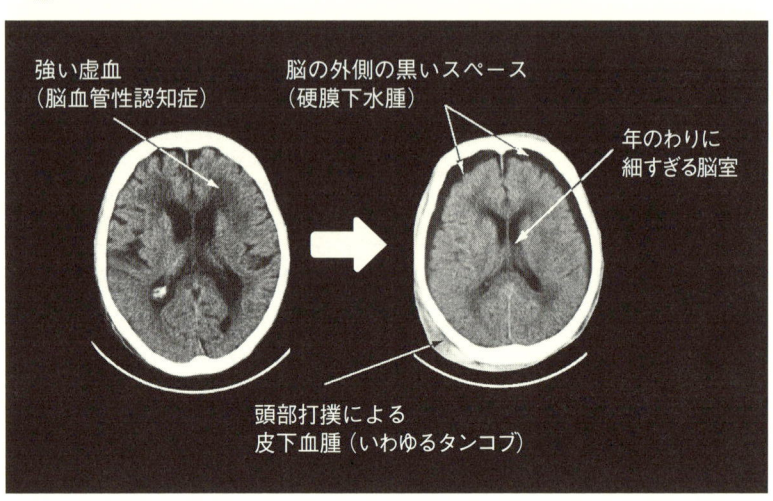

資料 21-5　脳血管性認知症に発生した急性硬膜下水腫のCT所見

強い虚血
（脳血管性認知症）

脳の外側の黒いスペース
（硬膜下水腫）

年のわりに
細すぎる脳室

頭部打撲による
皮下血腫（いわゆるタンコブ）

ないでしょう。ともあれ、「理由はわからないけれど、記憶障害は進行しているからアリセプトを出しましょう」という医師は、結果オーライということになります。

アルツハイマー型、レビー小体型、ピック病の認知症の人は、頭部打撲をしたあとに急性硬膜下水腫、慢性硬膜下血腫、正常圧水頭症を高頻度におこすということを、ここでよく覚えてください。頭部打撲は、アルツハイマー発病の危険因子でもありますし、認知症になったあともくれぐれも予防したい事故なのです。

最後に、正常圧水頭症ではありませんが、複雑な重複症状の例として1つ紹介します。資料21-5は、脳血管性認知症に急性硬膜下水腫が発生している人のCT画像です。血腫と違って脳の外側のスペースは黒いので、このような萎縮した脳なのだと多くの医師は思ってしまいます。過去のCT画像と比較しないとわからないでしょう。しかし専門医なら、右のCT画像では脳室があまりにも細いことで水腫だとわかります。水腫は手術しなくてよいのですが、患者の生活能力は1段階落ちていきます。

148

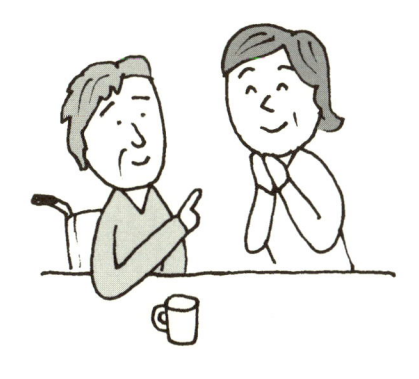

第3章 介護・予防

第22の満足

認知症の人の持てる力を生かし、学ぶ

■ 正体がわかれば怖くない

　幽霊は、科学的に説明がつかないので恐怖の対象になります。認知症も同じことで、なぜ怒るのか、なぜウロウロするのか、なぜ夜中に叫ぶのかという疑問が理解できないと、非常に怖いものです。その恐怖をとり除くには、あなたが認知症の症状が生じる理由を知り、その原因をとり除けばよいのです。知識はあなたの心を救います。
　認知症の人は、基本的に自分がおかしいということに気づいていません。ですから家族から「なぜそんなことをするの」と怒られる理由がわからず、反撃してきます。人間は自分を守る本能があるからです。
　認知症は、昔の記憶は確かですが、最近の記憶はあやふやなのが特徴です。そのため、

第22の満足

年齢を聞かれると80歳でも77歳などと若く言うことがほとんどで、これは最近の3年間の記憶がないことを示しています。自分の認識は昔のままなので、自分の子どもが兄弟だと思うこともあるでしょう。

とくにアルツハイマー型の場合は、1分間覚えていることもできない人がいて、野菜を10個思い出してもらうと同じ野菜を何度も繰り返して挙げます。つまり自分が言ったことも覚えていないのです。ですから、家族が「○○をしておいてね」と頼んでも、それを覚えてやってくれるはずもありません。怒ってはいけないのです。

しかし、家庭での彼らの仕事を全部奪ってしまうのもよくありません。洗濯物をたたむ、1品だけ買い物に行ってもらう、犬の散歩を頼むなど、家庭内での役割は残しておくべきです。彼らの生きる存在確認だからです。

仕事を頼むときのコツは、複雑な指示をしないことです。3か所に買い物に行かせるとか段取りの複雑な料理をさせるということはせずに、シンプルに1つ1つ指示し、完結したのを確認しては次のことを頼むようにしましょう。

脳の刺激には、散歩と文章の音読が効果的です。昼ウトウト、夜ギラギラという昼夜逆転ぎみの人には、日中はしっかりと日光にあたらせ、ある程度作業で疲れさせる必要があり、そのことで夜の熟睡が得られます。睡眠薬はちょうどよい強さのものなら飲ませて結構です。一番評判がよいのはレンドルミンです。医師に相談してください。

夜中に何度もトイレへ行くのも、脳が萎縮しているためです。下半身を冷やさないことも大事ですが、場合により、医師に相談してベシケアなどの頻尿を軽くする薬も使ってみてください。トイレの場所がわかりにくくなってきたら、トイレの方向を表示する紙を貼

151

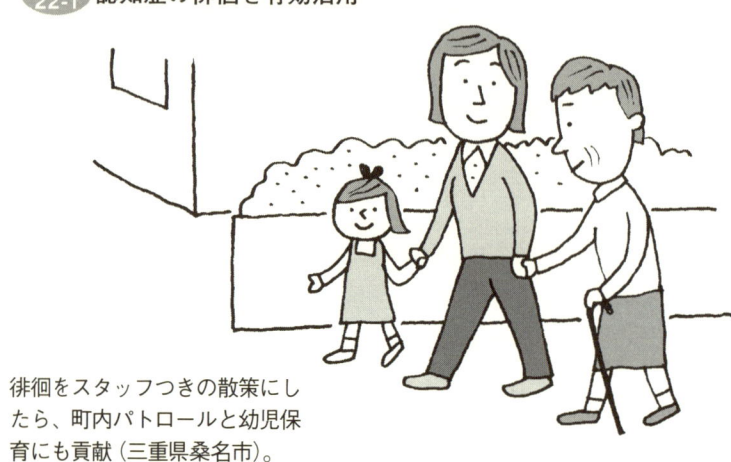

資料 22-1 認知症の徘徊を有効活用

徘徊をスタッフつきの散策にしたら、町内パトロールと幼児保育にも貢献（三重県桑名市）。

町内散策で空き巣激減の効用も

三重県桑名市の開業医（整形外科）、多湖光宗先生とは長いおつき合いがあります。先生の老人介護の発想は、他では考えつかないようなきらきらしたアイデアがちりばめられていて感心するのですが、その根底に常にあるのは、老人への敬愛です。

グループホームでは幼児と認知症老人に共同生活をしてもらいました。認知症のかたがたでも年輪を重ねた先輩としての知恵があり、それを子どもたちに伝授することを期待したのです。子どもたちは老人を尊敬するようになり、老人は自分の存在価値に気づかされ、尊厳ある態度をとるようになります。

また、徘徊する老人は制止せずに、スタッフのつき添いのもとで思う存分町内を散策してもらうようにしました。すると、そのことによって町内の空き巣が激減したという思わぬ効果も生み出しました（資料22-1）。

多湖先生の戦略は、前科のある少年の更生にまで構想がおよんでいるようです。社会から軽蔑のまなざしを向けられ、更生の機会を失っている彼らに、認知症施設で掃除などのお手伝いをしてもらったらど

りましょう。廊下は夜中も電気をつけておくべきです。

資料 22-2 ピック病の人の勇気に敬服

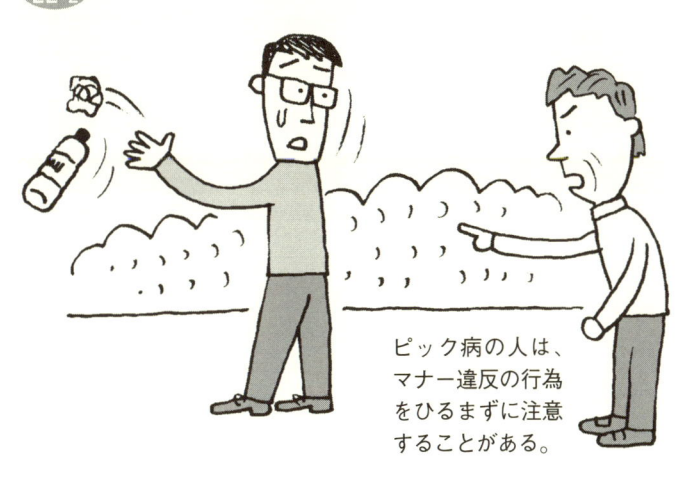

ピック病の人は、マナー違反の行為をひるまずに注意することがある。

うかというアイデアです。どういう結果になると思いますか？ 認知症老人は相手を先入観なしで見ます。ですから、相手がどんな人間であろうと「ありがとな、ありがとな」と手を合わせます。もし少年たちがそんな目で見てもらえたらどう思うでしょうか。親から邪魔者扱いされ、学校ではブラックリストのレッテルを貼られ、感謝なんてしてもらったことのない自分が、その存在を認められるのです。彼らはきっと立ち直るはずです。それを想像するだけで、映画のワンシーンのようで感動せずにはいられません。

そしてまた、私の勤めていた病院の作業療法士、梶さんが話してくれたことも、認知症介護を常識範囲でしか考えていなかった私を驚かせました。バスレクリエーションにピック病患者さんをお連れすると、公園でゴミの投げ捨てなどエチケットに反する行為を見つけたときに、「なにをやっているの。だめじゃない！」とズケズケと注意するのだそうです。投げ捨てをした彼らは、ふだんそんな注意を受けることもないでしょうから、びっくりするそうです（資料22-2）。

ピック病は、前頭葉が障害を受けるために、相手の立場に遠慮せずにズケズケと正しいことを言ってのける勇気があります。こういう話を聞くと、われわれは認知症患者さんから教わることがとても多くて、こちらが介護しているなどとおこがましいことを考えてはいけないのだと、つくづく思い知らされます。

第23の満足

相手を「知る」努力が信頼関係を生む

その人の歴史を学ぶことが信頼のはじまり

 私の外来患者さんは全国から集まります。そのほとんどが一期一会の診察ということになります。中には地元の主治医しか信用しないと言い張ったりして不機嫌になられるかたもおられます。それでも私は初診患者の診察時間(平均16分)内で、彼らを笑顔にさせてお別れする自信があります。その極意とはなんでしょうか。
 認知症の人は、昔の話題になるとほっとします。その土俵で相撲をとらなければいけません。ですから、介護するあなたが若くても戦争経験がなくても、勉強して知っていただ

第23の満足

きたいのです。あたかも戦争に行ってきたかのように、学ぶように、認知症の人に信頼してもらうには、昔の知識を勉強すべきです。そうすれば、初対面の患者さんの懐にも飛び込んでいけます。

もともと私はプラモデルを趣味としてきましたので、戦艦、戦車、戦闘機はよく知っており、日本陸軍・海軍の知識はかなりあります。知識として一番大きかったのは、大正14年生まれの父が九州で演習をして、あと1年で外地へ出撃だったという時代背景を知ったことです。つまり大正13年以前に生まれた男性は出兵しています。

戦史をひもとけば、名古屋の陸軍は第三、第四三師団でした。後者はサイパンで玉砕しているので、中国と南方のどちらに行かれたかを聞いて、南方であれば生き残りは第三師団に決まっているわけです。それを言い当てると本人も驚かれます。

中国の場合ならどの辺に行かれましたか」と質問します。答えは「4年いましたよ」か「幸いだいじょうぶでした」のいずれかです。ビルマへ行かれた人なら、「あのインパール作戦ですか。苦労されましたね！よく生き残られました。日本のためにありがとうございました」と、両手を握り返して感謝する。私の外来はこんな感じです。

うしろでその会話を聞いていた娘さんはびっくりです。そんな話をおじいさんから聞いたことはなかったのでしょう。私が「このかたが餓死せずに帰還されたから、あなたが生まれてこられたのですよ」と説明すると、彼女は深くうなづいてくれました。きっとちゃんとお世話しようと思ってくれたはずです。

155

資料 23-1 歩兵と上級士官の軍装の違い

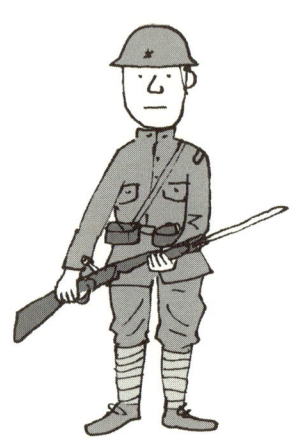

歩兵は、ゲートルを足に巻き、三八銃と鉄兜である。

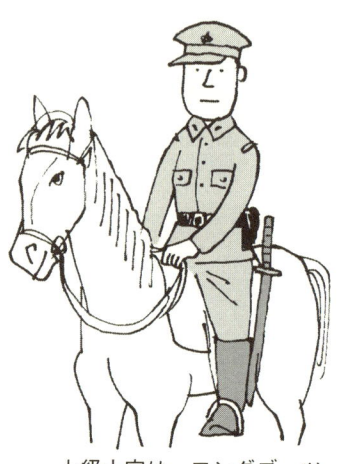

上級士官は、ロングブーツ。鉄兜はかぶらず、小銃を携帯。

患者さんの人生への敬意を！

私が陸軍時代の階級を当てた患者さんがいます。83歳だったので戦争当時のことを聞くと陸軍でした。三八銃を持っていたかと尋ねると、「私は小銃です」とおっしゃるので、「それならゲートルではなく、ロングブーツだったのですね！」と返しました。私はこのかたが歩兵ではなく上級士官であることがわかっていました(資料23-1)。

「鉄兜は支給されたが、そうです。日ごろはかぶっていなかったでしょ？」と私が言うと、「そうです。私は軍曹でした」と答えられました。この矢継ぎ早の私の質問と2人の盛り上がる会話に、横にいた若い看護師が唖然としていました。外国語を聞いているような気分だったのでしょう。

私が「立派でしたね！ 敬礼させてください！」と言って敬礼すると、老人の顔が急に引き締まってきれいな敬礼を返してくれました(資料23-2)。その後も彼は、診察室に入ってくるたびに「先生に敬礼！」とニコニコの笑顔を見せてくれます。処方したアリセプトで記憶も改善したので、家族もお礼に来てくれました。

156

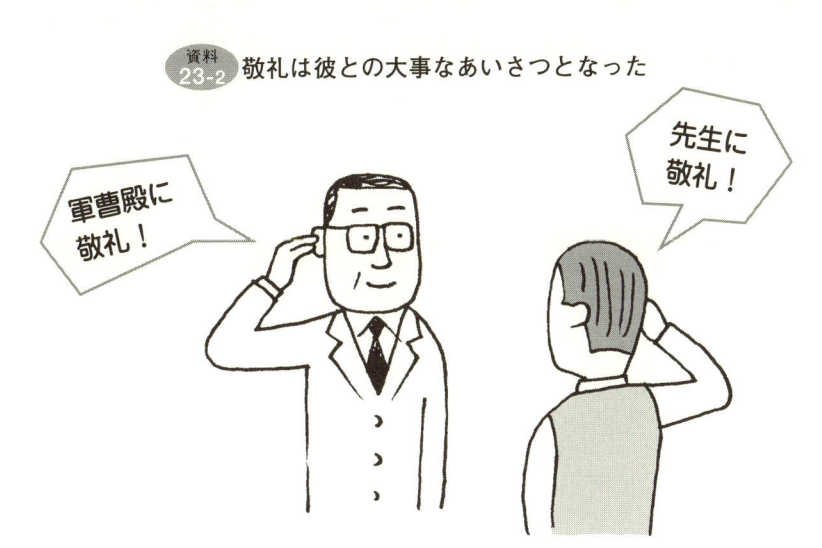

資料 23-2 敬礼は彼との大事なあいさつとなった

軍曹殿に敬礼！

先生に敬礼！

私の患者さんには戦艦武蔵の軍医がいます。戦艦大和の調理師がいます。ロ号潜水艦の生き残りがいます。その情報を聞いたら次の外来までに勉強しておくのです。どんなに重症の認知症のかたでも当時の話は明確に話されます。そして、「わしゃあ、あんたのところにまた来るよ」と言ってくれます。私たちのために戦ってくれたかたがたです。日本は、太平洋戦争の話にふたを閉めすぎているのではないでしょうか。

私の住む愛知県は九州から集団就職したかたが多く、最近私は苗字や女性の名前、なまり、顔つきでも出身地がわかるようになりました。九州で講演するたびに、その地方に多い苗字や名産品を覚えるようにしています。

短期間でかならずお年寄りと友だちになる。かならず顔を覚えてもらう。それが認知症外来における大事な技術です。施設のスタッフもそうしていただきたいと思います。あなたは、認知症患者の話し相手になる自信がありますか？

第24の満足

介護サービスの活用で、本人も家族も元気に

■介護は一部をプロに任せて ストレス軽減

認知症患者にもいろいろなタイプがあります。病型や重症度よりも家庭介護を困難にすると私が思っている大きな因子は、①せん妄の合併、②患者の性格です。

重症でも意識はしっかりしてころばない、むせないという人なら、家庭介護はできます。軽症でもせん妄（錯乱、意識障害）を合併すると、ころぶ、むせる、寝ない、という事態になりやすいので、介護者は倒れてしまうでしょう。

怒りっぽい、すぐ手が出る、感謝してくれないという性格も介護者を疲れさせます。料理研究家の本田桂子さんは、小説家の丹羽文雄さんの娘さんです。両親2人の認知症を看

158

第24の満足

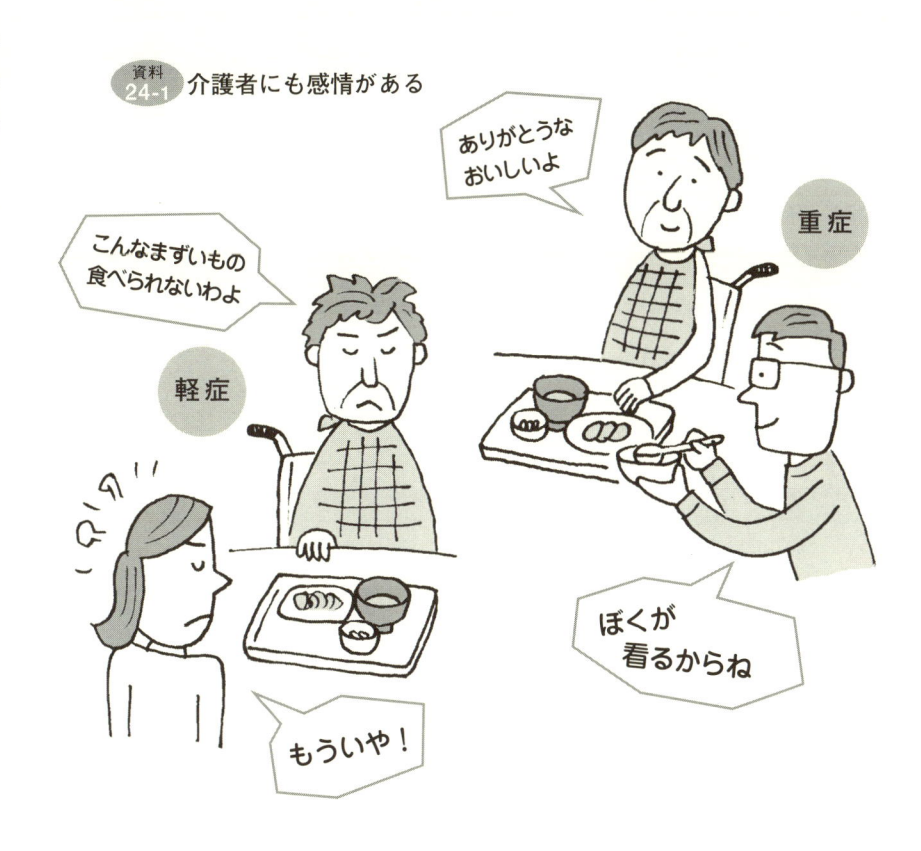

資料24-1 介護者にも感情がある

こんなまずいもの食べられないわよ
軽症
もういや！

ありがとう おいしいよ
重症
ぼくが看るからね

なければならなくなったとき、重症の父親を自宅におき、軽症の母親を施設に預けました。

その理由は、父親はいつでも「ありがとう」「おいしいよ」と言ってくれるが、母親は若いころからなんにでも文句を言う人だったからなのです。介護者も人間ですものね（資料24-1）。こういう介護の世界を理解している医師は、まだ少ないと思います。

社団法人「認知症の人と家族の会」を主催しているスタッフが、介護初心者にかならず言う言葉があります。「完璧介護はよしなさい」と。末期がん患者の介護と違って、認知症の介護はゴールの見えない長い道のりです。アメリカの臨床研究では、アルツハイマー患者を介護している家族は、他の病気の患者を介護している人より免疫力が低下しているのだそうです。実際に皮膚に傷をつけて自然治癒速度を観察した結果、治る日数に有意差が出ています。

介護者が疲れていたり、うつ状態になっていたりしたら、患者にやさしく接することはできません。24時間患者に向き合っていることは、結局はストレスが強すぎるのです。介護をプロに一部任せましょう。それにはある程度の経済的余裕も必要ですが、プロの支援で得られるものは計り知れません。ケアマネジャーの知恵を借りて、その人に合った適切な介護サービスをきちんと受けるようにしましょう。そして、家族による介護は短時間でよいので、そのかわり介護するときは精いっぱい愛情を注げるようにしませんか。患者も、介護のうまい人に看てもらったほうが事故も少ないし、心地よいはずです。

家族でできる対策もあります。第12の満足でもお伝えしたように、アルツハイマー型認知症の病期を3期に分けるとすると、最も介護がしにくいのは後期でなく中期だとよくいわれます。つまり要介護5より要介護3あたりの患者のほうが、家庭では介護に手がかかるのです。その理由は、徘徊などの周辺症状がよく出る時期だからです。24時間監視しないと、昼夜関係なく勝手に外出して戻れなくなって警察に保護される、いろいろなくふうが必要です。それでは家族は睡眠がとれないので、いろいろなくふうを繰り返します。

くふうとは、抑制系薬剤で行動を抑える、ダイヤル式の鍵を家の内側からつける（ただし、窓やベランダから飛び降りることもあるので注意が必要です）、また、携帯電話のナビ機能を契約して本人の体に装着する、などです。携帯電話は本人が気づくとスイッチを切ってしまったり落としてしまったりすることがあるので、気づかれないように持たせることがコツです。もちろん、衣服、下着、ハンカチなどに住所と電話番号を書いておくことは必要です。

私の勤めていた病院のように認知症病棟を持っている病院では、患者さんを一生お世話

医師と家族の協力で、正確な介護認定を得る

現在、わが国の40歳以上の国民全員から毎月介護保険料が徴収されています。それが認知症や体の障害で要支援、要介護状態になった人への福祉サービスに使われています。

介護サービスを受けたい人は、市区町村の役所に介護認定の申請をして、意見書を書いてもらうかかりつけ医ないし認知症専門医を指名します。すると役所はその医師に意見書提出依頼をし、医師は意見書を役所に提出します（あとで紹介する介護保険の「主治医意見書」を作成するためのアンケートをぜひ活用してください）。

一方、本人のところへは役所から調査員が訪問してきますので、そのときはかならず家族が同席してください。なぜなら、このときの調査や医師の意見書で介護度（要支援1・2および要介護1〜5までの7段階がある）が決められるのですが、認知症の患者はできないことも「できます」と答えてしまうため、介護度が実際より軽く判定されてしまうおそれがあるからです。そうすると、望む介護サービスを介護保険内で受けることができなくなる事態も生じてきます。

とくに外見上元気に見えるアルツハイマー型の場合は、慣れない調査員だと自立生活ができていると判定してしまうことがありますし、夜だけ異常行動をおこす患者さんなどは、

面接だけではわかりません。

家族は簡単でよいので介護日誌をつけておいて、それを調査員に見てもらいましょう。医師に見せる日誌もそうですが、だらだら長文を書いてはダメです。読むほうの立場も考えて、箇条書きで重要なことだけ書くようにしましょう。

活用したい デイサービス、デイケア

介護サービスの中でも多く利用されているものに、デイサービス、デイケアがあります。行きと帰りに送迎のバスが来てくれて、6時間ほど他の利用者とともに時を過ごします。基本的には6時間横にならずに座っていられる体力が必要ですが、休息しながら無理なく過ごせるところも多いようです。

内容は、入浴、昼食、レクリエーションなどです。

老人は最低限週1回の入浴（あるいは清拭かシャワー浴）が必要ですが、老老介護の場合をはじめさまざまな事情によって、家庭での入浴介護はできないケースが多くあります。そのため、デイサービスでも入浴は最も喜ばれるメニューの1つです（入浴がメニューにない施設もありますが、介護保険では移動入浴サービスなども受けられます）。

デイサービスの効用は、他人とおつき合いするというよい意味での緊張感によって、認知症の進行を食い止めたり、ときには改善効果をもたらしたりすることです。人間は、「人の間」と書くのをみてもわかるように、社会的動物ともいわれます。人に囲まれ、相手に刺激され、相手を気遣うということが前頭葉機能を保たせ、ひいては人としての尊厳を

162

第24の満足

保つことになります。デイサービスが始まってから初めて自分で散髪に行った、という患者さんもいると聞きます。残念ながら、家族相手ではそのような効果は得られません。

どうしてもデイサービスに行きたがらない場合は、初回だけは家族が同行して見学しましょう。気の合う仲間やスタッフが1人見つかれば、次回から行ってくれるかもしれません。若年性の認知症の人は、他の利用者とは親子くらいの差があるので、ゲスト扱いせずにスタッフのお手伝いをしてもらうようにすれば、自分の居場所が見つけられます。ただ、車いすの重症患者さんばかりいるデイサービスではやはり雰囲気が合わないので、ケアマネジャーに相談してください。

介護保険の認定を受けることでなにより家族が助かるのは、担当のケアマネジャーがついてくれることです。初めての介護でなにもわからない状態でも、なにをすればよいのか、なにを利用できるのかということをすべて聞けば答えてくれます。いわば、大海における灯台の役割です。

状況によっては、家族の休息のためにショートステイ（介護施設の短期入所）も利用できます。手始めにデイサービスを受けてもらって、そのときに強硬にいやがるようだと、ショートステイも無理なことが多いようです。

ホームヘルパーを頼む場合など、他人を自宅に入れさせたがらない老人は家族に慣れたベテランのヘルパーに期待してみてください。ヘルパーを親戚に仕立てるといった案もあるそうです。認知症に慣れてもらうことも大切です。同じ顔で慣れてもらうことも非常に困ります。

ロングステイ、介護施設入所、入院については、認知症を主に診ている医師に相談しましょう。施設のスタッフと面談して、どの程度の周辺症状なら受け入れてもらえるのかを

相談し、2か所以上予約しておいてください。介護施設の利用においては、入所をキャンセルすることはあまり気兼ねしなくてもよいと思います。

＊医師に適切な意見書を書いてもらうために

介護認定を受ける際に意見書を書いてもらう医師には、当人の症状や生活上の問題を正確に把握してもらうことが必要です。しかし、医師は診療中に細かいことを聞くのは時間的にもむずかしく、一方、家族も医師の前では要点をうまく伝えきれないものです。

そこで私は、介護保険の「主治医意見書」を作成するためのアンケートを作り、それへの記入を家族にお願いしています。これがあれば、家族は生活上の問題も細かく伝えることができますし、医師も状況をより正確に把握して適正な意見書を作成することができます。

アンケート用紙は190ページにあります。みなさんもぜひこのアンケートをコピーして、お役立てください。

第25の満足

車の運転をやめさせる対策

■ 怖い認知症者の運転事故、責任は家族に

認知症の人の運転による思いもよらない事故が多発し、社会問題にもなってきています。現実に私は外来で、多くの危険運転や道路上でのトラブルの話を見聞きしています。いくつかをご紹介しましょう。

【アルツハイマー型認知症】

1　娘を助手席に乗せて運転していたら急にパニックになり、たまたまブレーキを踏んだ状態で交差点の中央で止まっていた。

2　自分で運転して出かけたが3日間行方不明となり、警察に保護された。これが認知症

資料25-1 アルツハイマー型は運転ミスをおこしやすい

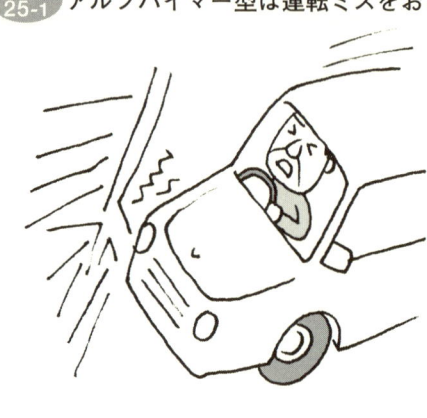

の初発症状だった。

3 現役の自営業社長。外来へは1人で自動車を運転してくるが、2回に1度は降りるインターチェンジを間違えて遅刻してくる。

【ピック病】

1 いつも兄の自動車の後部座席に乗せられて外来に来るが、高速道路の渋滞でややスピードが落ちたときに、勝手に降りてしまった。
2 認知機能低下は重症だが、兄の八百屋まで毎朝正確に運転してくる。事故はおこしたことがない。
3 対自動車事故をおこしたが、反省しないので相手と大げんかになった。

このように、アルツハイマー型認知症の人は頭頂葉萎縮のために方向音痴になりやすく、機械操作に弱くなりがちです**(資料25-1)**。ピック病の人は逆に運転能力は保持されることが多いのですが、自分勝手な行動をとるので、そのための危険や対人関係のトラブルなどが心配されます。

ブレーキと間違えてアクセルを思いきり踏み込み、コンビニやスーパーに自動車が飛び込むといった事故も、毎月のように報道されています。認知症どころか、健常老人、若者までもおこすようになり、最近の日本人は集中力、運動神経がおかしくなっているのではないかと思います。私は2009年7月に個人医院を開業しましたが、駐車場から自動車が飛び込んでこないように、車止めの部分は2m以上の植え込みにしました。

166

第25の満足

私の勤務していた病院の近くの国道は、片道3車線のいわゆる産業道路で、ほとんど信号はありません。先日悲惨な事故がありました。夜中にこの国道を横断しようとした認知症のかたが、5台の自動車に轢かれたというのです。もちろん、この5人の運転手は罪を問われることになりましたが、もし自分が運転手だったら轢かずに走行できただろうか、という不安が胸をよぎります。

また、付近のJR駅で老人が電車に轢かれたという事故もありました。ニュースの内容を聞くと、自殺ではなく認知症だったとのことでした。このような公共交通に影響する事故は、家族に賠償責任が降りかかり、悲しんでいるだけではすまないという一面があります。

最近は、夫婦で認知症外来を受診というケースが増えています。5年前だったら「笑い話」にされたところでしょうが、夫を介護していた妻が認知症になり、自分の薬はちゃんと飲むが夫に薬を与え忘れる、ということがあります。このような老夫婦に限って子どもはよそに住んでいることが多く、いろいろ問題がおきやすいのです。もし、この夫婦がどちらかの運転で外来に通っているとしたら、どうでしょうか？ 被害者どころか加害者になる可能性があり、その場合の責任は家族にあります。

安全のためと説き伏せ、代替手段案を示す

このような現状を受けて、道路交通法では、認知症の人は自動車を運転してはいけないことになりました。しかし現実はそう簡単ではありません。自動車がないと生活ができな

資料 25-2　初期の認知症ドライバーを見つけるチェックリスト

1. センターラインを超える
2. 路側帯に乗り上げる
3. カーブをスムーズに曲がれない
4. 車庫入れに失敗する
5. 普段通らない道や悪天候時に迷ったりパニックになる
6. 話しかけると、運転に集中できなくなる
7. 車間距離が短くなる

池田学（熊本大学）：毎日新聞　2007年5月16日

い地域もあれば、運転だけが生きがいという男性もいます。認知症の人は怒りっぽくなっている場合が多く、免許や車両をとり上げることは思いのほか困難です。

　資料25-2は、運転に関する認知症の初期症状を示すものです。このような事態が見られたらまず医師の診断を仰ぎ、認知症と診断されたらまず医師の口から本人に、「そろそろ運動神経も鈍くなってきているので、少なくとも雨の日、夜、遠出の運転は禁止します」という注意をしてもらうようにしましょう。「認知症だから」と言ってはいけません。信号を見ない、道に迷うというような場合は、「奥さんを助手席に座らせないなら運転は禁止です」という方向にもっていってもらいましょう。

運転範囲が限られてきた人であれば、電動カートや三輪自転車ではどうかという代替案を出します。また、運転するのは買い物のときだけというように行動パターンが一定しているなら、息子さんが送り迎えをすることにしましょう。日ごろ介護に協力できない息子さんの出番です。

免許更新をさせないとか、本人の了承もなく廃車にしてしまうといった強硬手段に出るのはむずかしいうえ、本人が逆上する可能性もあって危険です。家族が「ボケているのだから、いい加減にあきらめなさいよ」というような見くだした態度をと

168

第25の満足

るのは、一番よくないことです。本人のためであることを繰り返し伝えて説き伏せていきましょう。残念ながら、警察はいっさい協力してくれないことがわかっています。

2009年6月から、75歳以上の運転者の運転免許更新時（対象は12月以降の免許更新者）に、運転能力、反射神経に加えて認知機能の検査が義務づけられることになりました。そのときに時計描画テストも行われますが、絶対に予習はさせないでください。そして、時計がきちんと描けない場合は事故をおこすものと考えてください。被害者どころか加害者になる可能性があり、その場合の責任は家族にあります。

警察官が違反車輌の運転者を尋問するときに、その運転者に認知症の疑いがあるかどうかを見分ける訓練も行われています。あやしい場合は医師の受診が必要となります。

自動車業界は、自分たちの作った自動車で地球の温暖化が進んだという認識のもと、排ガスの対策に躍起になっていますが、一方で運転手の高齢化、認知症化への対策も怠りないようです。認知症運転の特徴の1つである「車間距離が縮まる」に対しては、一定距離に接近すると警報が知らせるという装置、あるいは実際にそれ以上の接近ができないようにブレーキが働くという装置が普及しはじめています。メーカーによっては、夜間の歩行者を検知して強調表示する装置をつけた自動車を販売しています。また、自動車のいる位置をGPS機能で探し出すシステムや、事故発生時に緊急信号がヘルプセンターに伝わるシステムを、自動車につけられるメーカーもあります。

まちぐるみで徘徊者を守るとり組みを

ドライバーだけでなく、まちには認知症で徘徊する人も増えており、それに対する交通事故を含めたさまざまな安全対策も課題になっています。た家庭の認知症患者が外を徘徊したとき、家族が連絡をすると、タクシー会社のT社は、契約し表示にしたがって近くを走行中のタクシー2台が現場へ急行し、患者に装着されたGPS乗せてくるか、もしくは病院に搬送するというサービスをしています。

認知症の人は、戸外で日光浴や散歩をすることが大事ですが、単独での散歩は危険ですから、外を歩くときは家族や介護スタッフのつき添いが必要です。いつも1人で散歩して戻ってきている人でも、ある日急に帰れなくなる危険があるので、その時期の判断を誤らないようにしないといけないでしょう。

今、全国各地の自治体で、「認知症になっても安心して暮らせるまちづくり」という趣旨のスローガンを掲げているはずです。関西のある地区では、コンビニやスーパーなどの店員に認知症の行動特性（いつも1万円札を出す、同じものを買いすぎるなど）を教えておいて、あやしいと思われる場合は家族に医師の受診をすすめたり、家族からの通報ですぐに患者を探し出して警察に連絡したりするシステムを構築しています。

このようなまちぐるみの対策は、とくに冬場に徘徊老人が凍死するおそれのある地域では早急に求められるでしょう。

170

第26の満足

嚥下機能を保ち、改善させる対策

とろみづけや姿勢の調整で誤嚥を防ぐ

　気管は食道の前方にあり、飲み物や食べ物を飲み込もうとすると、反射的に気管の入り口のふたが閉まって飲食物が食道に送り込まれるようになっています。これが嚥下機能です。飲食物が誤って気管に入りこんでしまうことを誤嚥といいます。食事中にむせて咳き込むことが多い場合は要注意で、誤嚥したものが肺に入ってやがて肺炎をおこすことがよくあります。嚥下性（誤嚥性）肺炎といい、重症の場合は入院が必要になってしまいます。

　嚥下機能が弱る原因には、嚥下中枢付近の脳梗塞、両大脳半球における多発性の梗塞、脳変性疾患（アルツハイマー型認知症、ピック病、レビー小体型認知症、正常圧水頭症、

パーキンソン病などの末期）などがあります。

また、認知症の場合は抑制系薬剤の過剰によっても誤嚥が増えます。この場合は、当然原因となる薬を減らすと同時に、一般には飲み物や料理にとろみをつけるなどのくふうが必要になります。水のようにさらさらの液体や粉っぽいものは誤嚥しやすいので注意します。また、料理の温度は熱いか冷たいほうが、嚥下反射が刺激されて飲み込みやすいものです。

食事中の姿勢は、後屈（頭が後ろに反った状態）は誤嚥しやすいので、ベッドで横になった状態で食事をとってもらう場合などは、後頭部に枕をあてがってうつむき加減にするのが基本です。粉薬はヨーグルトに混ぜ込んではちみつなどで苦味を消しましょう。オブラートは口内に貼りつくので、薬を包んだらさっと水につけてから飲ませてください。カプセルは食道に付着しやすいので注意が必要です。

誤嚥しやすい人は、おのずと摂取エネルギー不足となってやせていきますので、エンシュア・リキッド、ラコールといった高エネルギー飲料を医師に処方してもらいましょう。医師が栄養障害と認めれば保険適用で手に入るものです。褥瘡（床ずれ）の治りも早くなります。

ANM176™の試行例

まだ個人的見解としての話ですが、私が注目しているのは、第2章で紹介したフェルラ酸含有の健康補助食品ANM176™です。

172

第26の満足

胃瘻（PEG）

▶食べ物を嚥下できなくなった患者への栄養補給法は、鼻孔から胃までチューブを留置する方法と、みぞおち下に7mmくらいの穴をあけて胃に達するチューブを留置する方法がある。後者を胃瘻といい、近年は主流になっている。胃瘻にすると食道がチューブで占拠されないので、プリン、ゼリーなど嚥下できるものに関しては口から楽しむことができ、外出、旅行、入浴も可能である。

入院中の54歳の末期アルツハイマー患者さんがいます。あまりにも進行が速く、アリセプトどころの話ではありません。すぐに寝たきりになり、胃瘻になりました。このままでは2週間で亡くなるかもしれないと思ったとき、患者さんの夫にANM176™の話をし、水に溶かして胃瘻のチューブから注入してみました。その患者さんは、命を落とさなかったどころか1年経過後の今はよく笑い、車いすに座って大ざっぱに切ったトンカツを（昼だけですが）食べているのです。

また、グループホームで暮らす車いすの90歳の末期アルツハイマー患者さんが誤嚥しはじめたときに、家族にANM176™を紹介して飲ませていただいたところ、食べるようになって胃瘻を造らずにすみ、太ってきたという例もあります。自分の唾液すら嚥下できなかった患者さんも服用5日後からしゃべりはじめ、60日後にプリンを食べました。

こんなケースもありました。外来通院されていたアルツハイマー型認知症の男性（88歳）の奥さんからメールがあり、「誤嚥性肺炎を繰り返しています。夫は不自然な延命治療は希望していません。お世話になりません。私は前述の例を思い出し、奥さんを説得して胃瘻を造設してもらい、すぐにANM176™の注入を開始してもらいました。

1か月後、「食欲旺盛で、今は口からすべて食べていて、胃瘻からは薬を注入しているだけ。記憶力も戻り、穏やかに紳士的に生活している。ANM176™が効きすぎたのかハイになったので、いまは1日1回だけにしている」というメールが届きました。

このように、ANM176™が嚥下機能になんらかの影響を及ぼしているのではないかと推察される症例を、これまで20例以上確認しています。もちろんあくまでも私の経験した範囲での推論であることはお断りしておきます。ただ、すでにお伝えしているように、AN

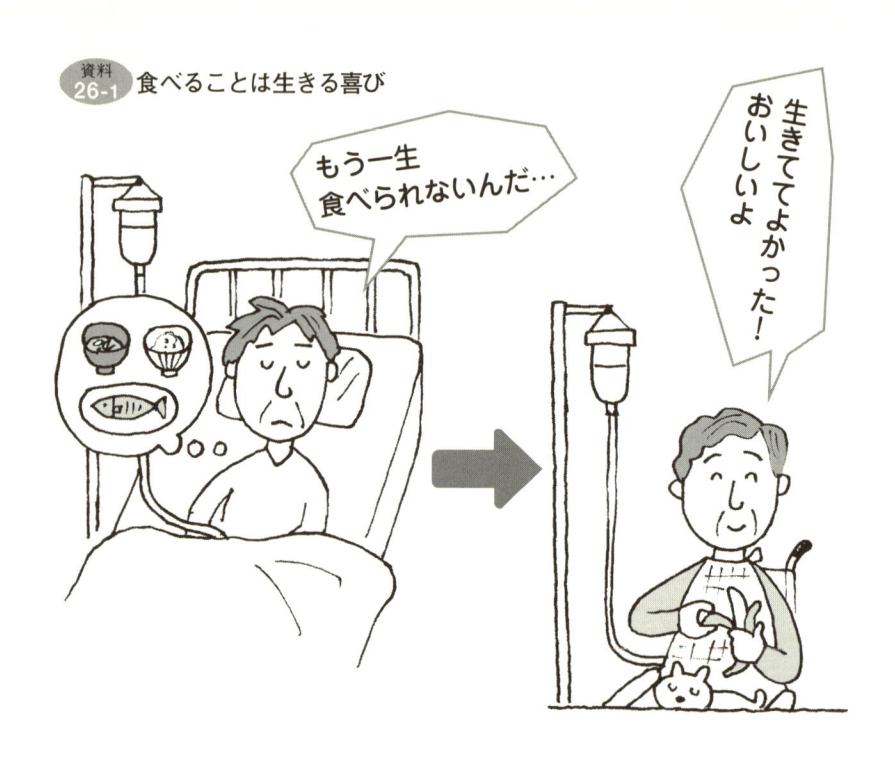

資料 26-1 食べることは生きる喜び

M176™は認知症専門医9人の臨床試験でアルツハイマー型認知症への効果が実証された食品であり、安全性も確認されています。試してみて損はないと思います。

食べ物を噛んだり飲み込んだりする行為や、おいしいと感じる感覚は、脳を刺激して活性化させる大きな力になります。それになにより、口から食べることは生きる喜びにつながります**(資料26-1)**。認知症の末期になっても、食べる力をできるだけ保たせてあげたいものですね。

第27の満足

食生活こそ脳と体を守る基本

■アメリカ式食生活が
　アルツハイマー発病に関連か

認知症の中でも研究が一番進んでいるのは、アルツハイマー型認知症です。アメリカのレーガン元大統領のナンシー夫人は、夫のアルツハイマー罹患を知ってから研究財団を立ち上げ、強力に予防や治療の研究に助成をしてきました。アメリカのアルツハイマー患者の数は日本の比ではなく、白人女性が長生きすれば全員がアルツハイマーになるとすらいわれています。イギリスなども多く、元首相サッチャーさんもしかりです。しかし、認知症の診療をアルツハイマーの予防法がわかれば、だれも苦労はしません。しかし、認知症の診療を25年続けてきた臨床医の観点からいうと、私はやはりアメリカ式の食生活（とくに牛肉と

資料 27-1 脳に関連する生活習慣病の一次予防から三次予防まで

	一次予防	二次予防	三次予防
意義	動脈硬化の危険因子を発生させない	イベント（脳卒中）をおこさない	合併症、認知症をおこさない。要介護にならない
状態 （およその年齢）	自立 30歳以上	自立 40歳以上	要支援、要介護1 68歳以上
健診結果	正常	高血圧、糖尿病、脂質異常症	MCI（軽度認知機能障害）、脳梗塞、脳萎縮
注意事項 対策	頭部打撲しない 食生活（五分〜七分搗き米、納豆、青魚、野菜、減塩、減脂肪）	上記の早期治療開始 ときどき頭部MRI（脳ドック） 食後20分歩行 引退しても社会的活動を続けること (ANM176™など)	音読　デイサービス 脳梗塞：血小板抑制剤とイチョウ葉エキス 脳萎縮：アリセプトを早く試す

心筋梗塞やがんについては省略した。

資料27-1に、生活習慣病の中で脳に関係したもの（脳卒中、脳血管性認知症の危険因子）の予防対策をまとめました。これはアルツハイマー型認知症の予防対策にも通じます。病気の予防には一くまでも私見なので、関係者には謝っておきます。これはあパンを中心とした食事）がアルツハイマー発病の最大の原因ではないか、と感じています。日本のアルツハイマー患者のほとんどは、遺伝性のない散発性の患者です。ということは、本人のライフスタイル、中でも食生活に大きな要因があると考えられます。かつての日本人の認知症は脳血管性が主体でアルツハイマーは少なかった、アルツハイマー患者のたった1人の症例でも学会発表になった、とすらいわれています。それがどうでしょう。1世代もたたないうちにアルツハイマーが急増しました。環境汚染？　ストレス社会？　睡眠不足？──社会の急激な変化をいろいろ挙げてみても、やはり食生活の変化が最大でしょう。生活習慣病をはじめ多くの病気は、口から入ってくるものです。

第27の満足

次予防、二次予防、三次予防の3段階があります。今この本を読んでいるあなたは何歳かわかりませんが、おそくとも一次予防は30歳から意識すべきです。つまり、動脈硬化の危険因子(高血圧、糖尿病、脂質異常症)を発生させない生活です。

払拭できないアルミニウムの影響

　農薬に似た化学構造の不純覚せい剤が、パーキンソン病をおこす1つの原因であることがわかりました。水俣病の原因(有機水銀)、イタイイタイ病の原因(カドミウム)は、いまはだれでも知っています。風土病であるグアム島パーキンソン症候群は、原因はまだ特定されていませんが、戦後上水道の整備によって激減したといいます。原因となる物質が高濃度なら因果関係がすぐにはっきりしますが、もし30年かかって発病するものなら、なにが原因かは気づかれないでしょう。日頃からできるだけ農薬や添加物、重金属などの摂取は避けるのが賢明です。

　最近は騒がれなくなったアルミニウムとアルツハイマーの関係は、どうなってしまったのでしょうか。少なくともアルミニウムなべは、シロとはいい切れないと思います。調味料が入り、加熱されるという負荷がかかって溶出する可能性はあります。料理店のコックさんは、大なべを鉄にしたら腱鞘炎になってしまうでしょうが、一般家庭ではなるべくアルミニウム製のなべは避けたほうがよいと思います。

　アルツハイマーとの関係は不明としても、かつて透析液にアルミニウムが入っていたことにより、透析痴呆をおこす患者さんが多く出たことは事実です。つまり、アルミニウム

には神経毒性があることは間違いないわけです。ただ、食生活によって摂取する量で脳まで到達するかどうかはわかっていないということです。

■ 魚、野菜、不飽和脂肪酸、納豆で認知症予防

アルツハイマーを防ぎ、かつ、血管因子を防ぐための望ましい食生活としては、なるべく米は精米せずに五分から七分搗きにして、ぬかもいっしょに食べることをおすすめします。動脈硬化などの予防に、青魚、納豆は週に2〜3回は食べるとよいといわれています。野菜類を毎日充分とることも大事です。納豆は、西日本ではあまり食べない人もいるようですが、非常に大事な健康保持食品です。しょうゆをかけすぎると高血圧にはよくないので、味つけはうすめにしましょう。納豆は糸を引くようにかき混ぜると酵素のナットウキナーゼがよく働くともいわれています。ただし、血栓予防薬のワーファリンを飲んでいる人は、納豆は禁止です。

魚の油は、神経細胞の膜を保護して細胞死を防ぐ作用があります。油には不飽和脂肪酸と飽和脂肪酸があり、食品はこの2者の比率が異なって形成されています。不飽和脂肪酸が多いのは魚の油や、サフラワー油、オリーブ油、なたね油などの植物油で、飽和脂肪酸は肉の脂肪やバターなどの乳脂肪に多く含まれています。どちらも体に必要なものですが、飽和脂肪酸のとりすぎは動脈硬化を促進させる要因となり、よくありません。魚をたくさん食べるとアルツハイマー型認知症自体にもなりにくいことが示されました。発病確率は、魚の摂取量が少ない人

資料27-2は有名なロッテルダム研究の結果です。

資料 27-2 魚の摂取量、脂質摂取量と認知症の関連に関する研究結果

◆対象：55歳以上の住民　5386名（認知症なし）。
◆方法：前向き調査で、2.1年間追跡。
◆結果：58名が認知症を発病した。
　　　　病型は、アルツハイマー型42名、脳血管性7名、
　　　　その他の認知症9名であった。

アルツハイマー型認知症	魚の1日摂取量が18.5g以上の人は、3g以下の人に比べて発病確率が30％に落ちる。コレステロール摂取量と発病の間には関連なし。
脳血管性認知症	総脂質と飽和脂肪酸（悪玉）の摂取過剰で発病しやすくなる。

Kalmijn S et al.:Dietary fat intake and the risk of incident dementia in the Rotterdam Study. Ann Neurol 42:776-782,1997.

*前向き調査（研究）…まず健康な人の集団を対象に、調査したい疾病と関連があると疑われる要因を調べ、それ以降に向けて（前向きに）追跡調査し、発生した疾病と要因との関係を調べる研究。

に比べてその3割にまで落とせるのです。飽和脂肪酸の摂取過剰が脳血管性認知症の危険因子であることも同時に示されました。

いわゆる地中海食も長生きと健康によいといわれています。地中海食の特徴は、油脂としてはオリーブ油を主に多く使い、野菜類、豆類、くだもの、穀物（とくに精製度の低い小麦）、種実、魚類を多くとり、乳製品や肉（とくに牛肉や羊肉）のとり方は比較的少なく、適量の赤ワインを摂取することなどです。ニューヨークのアルツハイマー型認知症患者192人に、平均4年半地中海食を厳密に守って摂取してもらった結果、予測よりも平均4年も長生きして、西洋食（肉が多い）の習慣を持つ健常人より長い寿命を獲得したそうです（Scarmeas N. 2007）。

2008年9月に出たイタリアの研究者らによる大規模な疫学調査報告では、地中海食を厳守した人はそうでない人よりアルツハイマー病やパーキンソン病の発症率が13％低く、心血管疾患やがんの発症率も低かったそうです（British Medical

かつて日本でも抗酸化作用の強い赤ワインのブームがおきました。赤ワインは今でも長寿に効用があるものと評価されています。最新の報告としてはスウェーデンの論文があります（Mehlig K. 2008;）。38〜60歳の女性1462人の食生活を34年間追跡調査したところ、期間中に164人が認知症を発病したのですが、ワインを飲んでいた女性は認知症になりにくかったことが明確に示されました。蒸留酒ではまったく効果が見られませんでしたので、ワインのエタノール以外の成分が脳機能を保つことは明らかで、単に血行をよくしたからではありません。

とはいえ、お酒に弱い人が赤ワインを無理に飲む必要はありません。また、特定の食品をせっせととればアルツハイマー予防になる、というものではありません。やはり最も大事なのは、バランスのとれた食生活、多種類の食材をとり入れた食事を毎日続けることです。また、塩分をとりすぎないことも重要です。

何度かお話ししていますが、アルツハイマー型認知症は脳梗塞でおきる認知症ではありません。しかし、脳梗塞が併発していると重症のアルツハイマーになります（血管因子）。脳梗塞をおこさない生活をすれば、アルツハイマーになっても家庭で穏やかに過ごせる確率が高くなりますから、予防法のわかっていることはぜひ守ろうではありませんか。

Journal. 2008. オンライン版）。

■ 健康補助食品の利用

先ほど、米は五分から七分搗きでぬかを食べるようにするとよいと書きましたが、第2

第27の満足

軽度認知機能障害(mild cognitive impairment, MCI)

▼アルツハイマー型認知症は潜伏期間が10〜20年もあるといわれる。日常生活で支障がなくても老人斑は脳内で増えていき、神経細胞がかなり死滅してから発病するので、なるべく早くからアリセプトを飲む必要がある。そこで、認知症と定義できなくても少し記憶が悪い状況でMCIと診断し、早めに処方できるようにした概念である。MCIの2割以上がアルツハイマーとして発病する。

章で紹介したANM176™に含まれるフェルラ酸は、米ぬかから抽出した成分です。このフェルラ酸は、脳内のアミロイド凝集というアルツハイマーのはじまりを阻止する可能性が複数の研究で示されています。これにガーデンアンゼリカの抽出成分を配合したANM176™が、ヒト対象の研究で認知機能改善効果が認められたことは、すでにお伝えしたとおりです。研究では、軽度認知機能障害（MCI）にも効果があったと報告されており、私自身もそのように推察される例を多く見ています。認知症予防の観点からも摂取してみる価値はあると考えています。

サプリメントのイチョウ葉エキスは、30年前にドイツの製薬会社が日本のイチョウ若葉から有効成分を抽出したもので、欧州では医薬品扱いです。血管拡張作用、抗酸化作用などがあり、脳血管性認知症だけでなくアルツハイマー型認知症にも統計的に有意な改善が見られることが証明されています。

イチョウ葉エキスが効きやすい人は、50歳以上で冷え性の人や動脈硬化の強いタイプの人です。狭心症にも有用です。イチョウ葉は、葉を粉砕しただけの不純物が混入している製品（大量に飲む製品）は皮膚のアレルギーをおこすことがありますので、エキス製剤にしてください。薬局で販売している高価なものは不要で、1か月分2000円程度のもので結構です。

その後、イチョウ葉エキスは効かないという報告も相次ぎ、最近ではサプリメントによる脳梗塞対策は迷路にはまった感があります。

昔から血管に効くとされる漢方の中には地竜という名の生薬が使われてきました。これはミミズのことです。私の尊敬する「漢方の神様」故広瀬滋之先生（愛知県刈谷市広瀬ク

181

リニック）がこのミミズを用いたサプリメントを他の成分も配合して増強させ400人に服用してもらったところ、頸動脈ドップラー検査で血管内壁に付着した血栓が2か月後には有意に退縮することを報告されています。このサプリメント（プロルベイン）は、ルンブルクスルベルス（欧米の赤ミミズ）が出すルンブルキナーゼという酵素を主成分としています。美原恒先生（宮崎医大名誉教授）が1983年に国際血栓止血学会で発表して、1988年から韓国で医薬品として認可されています。

プロルベインは、このほかに田七人参、キトサン、ルチンを配合しており、血管を若く保つための成分としてセットされています。田七人参は朝鮮人参と同じウコギ科の植物で長寿に欠かすことができない植物として中国古来より重宝がられており、キトサンはイカの骨格から抽出された20世紀最後のバイオマス（生物資源）と呼ばれ、農林水産省、文部科学省が60億円を投じて研究した注目される物質です。血管の内皮細胞が柔軟化しますし、人工皮膚や手術用縫合糸の材料になっています。ルチンは、蕎麦に多く含まれるポリフェノールの一種で、毛細血管壁の強化作用などが知られています。ミカン科のヘンルーダから発見され、以前はビタミンPと呼ばれていた物質です。

プロルベインは、脳梗塞の中でも特に太い動脈が狭窄したタイプによいと思われて、そういった患者さんに勧めていますし、私も飲み始めました。といいますのは、自分の腹部CTを撮影したときに（当時52歳）腹部大動脈壁に強い石灰化がすでにあったからです。放置すると私は老後に閉塞性動脈硬化症になりバイパス手術やステント手術が必要になるでしょう。脳血管性認知症にも効果があると期待でき、今後、研究してゆく予定です。

第28の満足

ボケを進めない生活習慣

ころばず、じょうずに体操、じょうずに睡眠

さて、あなたが絶対に認知症になりたくないと思うなら、食事のほかにも守ってほしいことがあります。まず、頭部を強く打撲するという事態を極力避ける注意をしてください。かつてプロボクサーだった8名が不慮の事故で亡くなり、脳を解剖したところ、全員に老人斑が見られたというイギリスの報告があります。脳外科の手術も外傷の一種で、ピック病の発病を誘発することがあります（もちろん、必要な手術は受けてください）。

認知症を進行させないためには、体を動かすことも絶対に必要です。階段の昇り降りは心臓への負担になりますから、食後に平地を20分早歩きしましょう。夕方以降は、自動車からよく見えるように白っぽい衣服で歩いてください。

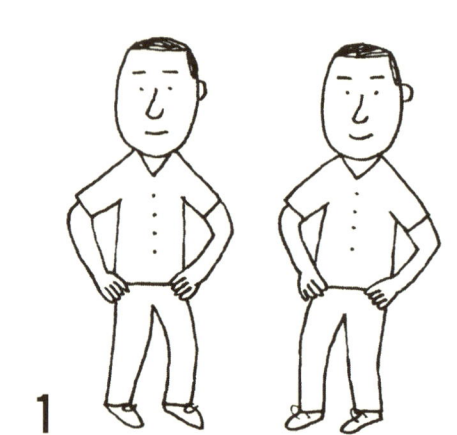

資料 28-1 脳を活性化させるフリフリグッパー体操

1 まず下半身だけ練習。足を肩幅に開き、つま先は動かさずにかかとを上下させて膝を左右にリズミカルに動かす。足踏みをするバージョンもある。

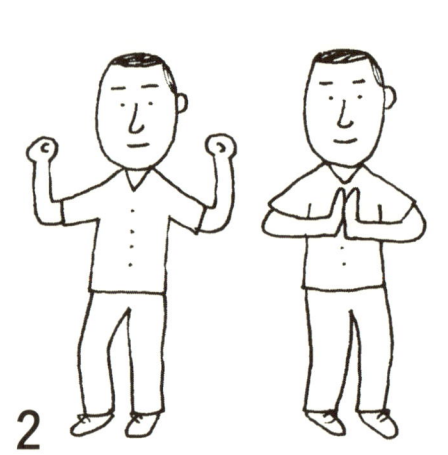

2 次に手のグーパーグーパーのしぐさを加える。両腕を左右に開きながら手はグー、次いで手をパーにして胸の前で打ち合わせる（手拍子バージョン）。パーのとき腕を前や横に伸ばすバージョンもある。

＊音楽に合わせて行うと楽しくできる。

（筑波大学大学院准教授　征矢英昭氏開発）

フリフリグッパーという体操（資料28−1）は、膝を左右に振りながら、両手を屈伸してグーパーグーパーと繰り返すものです。集中してやらないと手と足の動きがちぐはぐになったりしてしまいます。この体操は、上半身と下半身を別方向に動かすことによって、脳機能を鋭敏化させます。

睡眠時間は6時間半以上とるようにしましょう。アルコールは日本酒1合までならOKです。アルコールを飲まないと寝られないという人は、睡眠薬を飲んだほうが脳にはよい場合もあります。よく聞かれるのは、「睡眠薬を飲むとボケるだろうからがまんしている」

第28の満足

という話です。認知症は体内時計が狂う病気なので、睡眠薬を飲まないと眠れない患者さんが多くいます。朝すっきりおきられるなら飲んでもよいでしょう。

する医師は、認知症のことをあまり知らないといえます。睡眠薬が怖いからと抗うつ薬を就寝前に飲むよう処方する医師が結構いるのですが、何度もいうように認知症なら抗うつ薬より睡眠薬のほうが安全です。睡眠薬3種類でも眠れない認知症患者さんは、うつ病を合併しているかもしれないので、弱い抗うつ薬を併用してみてもよいでしょう。

タバコは1本でもだめです。体への害はいうまでもないことですが、火災の心配もあります。とくに寝タバコで老人夫婦が焼死というニュースはしょっちゅうおきています。報道はされませんが、グループホームの火災にしても、タバコの火が原因によるものではその火の不始末は認知症の場合が多いと思われます。

高血圧予防といえば塩分制限が大事ですが、75歳以上の高血圧の人では減塩のしすぎにも気をつけましょう。健康診断で血清ナトリウムは正常値でしょうか。もし低ナトリウム血症（135mEq/ℓ以下）なら、タバコの火が原因によるものでは、その火の不始末は認知症の場合が多いと思われます。塩はしないようにして、ある程度は降圧剤に頼ってください。

脳ドックで脳梗塞を発見された人は、かならず血小板抑制剤（プレタール、プラビックスなど）を飲みはじめてください。脳梗塞が増えると重症の認知症に発展する可能性が高まります。すでに血管が詰まっているのですから、食事やライフスタイルの改善だけでは不足です。長風呂、サウナ、夏場のジョギングなど脱水になるようなことは禁止です。体液の補充にアイソトニックドリンク（スポーツ飲料など）を飲みましょう。ただし、糖尿病の人は水か緑茶にします。泉が体によいというのは、この場合はあてはまりません。温

ほどよい緊張とユーモアが脳を活性化させる

リラックスというのは大事なことですが、その意味をとり違えて、リラックスしすぎて頭をサボらせてもいけません。かつては、農村の刺激のない地区の女性がアルツハイマー型認知症になりやすい、という研究者がいました。真偽のほどは定かではありませんが、ただ、そういうイメージは私にもあります。地区というよりは、夫になんでも依存していた妻が、夫に先立たれると急激にボケるということはよく経験します。

介護保険の認定を受けてから、一番多くの患者さんが利用するのがデイサービス、デイケアです。それはきわめて正しいことです。初めて会う人とあいさつし、自己紹介し、相手を意識して身だしなみに気をつける――これこそが社会性であり、人間の尊厳と認知機能を保つ大事な部分だと思います。ほとんどの人が孤立した時点で急激にボケます。デイサービスは一種の緊張です。これはよい意味での緊張ですが、人によっては不愉快で疲れることです。ですから週に何回通うのがよいかは、家族が本人の顔色や疲労度をよく観察して決めましょう。

一方、過度の緊張（慣れないこと、恥ずかしいこと）を強要されたり、叱られたりすることは悪い緊張です。悪い緊張が続くとストレスで肝心な海馬の神経細胞（記憶の出入り口）が自滅していきますので、リラックスできるように心を配りましょう。

じつは、老人の世界にも「いじめ」があります。老人ホームにはしばしば女番長がいて、美人の老人が入所してくるといじめることがあります。学校の先生と同じで、施設のスタ

186

> **資料 28-2** 認知症の人を介護する職員の条件10か条（デンマーク）

1　認知症のお年寄りを世話することが根っから好きである
2　認知症のお年寄りに尊敬の念を持てて、なおかつ忍耐強い
3　**ユーモアがある**
4　同じことを何度言われても興味深く耳を傾け、当人の心を正確につかむ
5　高齢者を好きな活動に引き込める
6　小さな変化を見逃さない繊細さを持つ
7　奇妙な行動にも驚いたりせず、怒りを受容できる度量がある
8　身体的接触をいやがらず、問題を仲間と話し合える
9　**機転のきいた受け答えが得意である**
10　家族とじょうずにコンタクトできる

最後に、デンマークで提唱された、認知症を介護する職員の条件（資料28-2）をご紹介しましょう。表に記された条件はすべて家庭の介護者にもいえることですが、この中で私が一番大事だと思ったのは「ユーモアがあること」、「機転がきくこと」です。

患者さんが笑ってくれること、介護者が笑ってくれること、これが外来での最高の結果です。患者さんの病状が進行してしまっても、歩けなくなっても、食べられなくなっても、みなさんが笑顔を見せられるような状況なら心配はいりません。

認知症とは、人間性の本質に根ざした病。介護は、神から与えられた報恩感謝のチャンス。医療の中で最も人間的なものであると思います。

報酬が少なくてボランティアに近い状態の中、歯をくいしばって福祉に踏みとどまっているスタッフのみなさん、どうかそこにとどまってください。私は認知症ブログを通して、介護するご家族と介護職のみなさんを励まし続けます。この国が「人にやさしい国」と言われる日まで。

ッフはそれに気づかなければなりません。いじめは認知症を進行させるでしょう。

おわりに

認知症の最新知識をかなり掘り下げて解説いたしました。

2007年にNHKが認知症フォーラムを主要都市で開催した際、私は名古屋会場での講師を引き受けましたが、そのとき「一般向けにも高度な内容をお話しする時期になっている」と主催者を説き伏せ、最新の専門的な話をしました。その後、東京会場に参加した医療スタッフから、「東京での話は初歩的すぎた。河野先生の講演を聴きたかった」とのメールが寄せられました。医療関係者でなくとも、患者家族や介護関係者も、今はより専門的な新しい情報を求めている、そういう時代になりました。

インターネットの普及によっても、向学心の高い人と無関心な人では知識や洞察力の差はますます広がっています。インターネットが登場し始めたころ、世界的にもまれな難病の治療法をある人がインターネットで問いかけたところ、それを知る人からの返事が奇跡的に救命できた、というニュースを知りました。飛行機で現地へ飛んでいかなくても、知識が得られれば地元で治すことができるのです。

私の開設している「ドクター・コウノの認知症ブログ」は、1日平均400人のかたが見ています。中には医師もいて、治療の参考にしていることが相談メールからもわかります。「認知症を学ぶ会」のホームページの掲示板にも私の治療対策が出ており、内容がトピック別に見やすく整理

188

されています。

ところで、最近開業医がよく口にするのは、「認知症と糖尿病の患者が目立つ」ということです。大病院では予約待ちが長く、開業医が認知症をどんどん診なければならない状況になりつつあります。これから5〜10年で認知症は爆発的に増えることが予測されますから、専門知識を持った開業医を中心に、効率よく診断、治療していくシステムが各自治体で構築される必要があるでしょう。そのためには、深い知識を持った信頼できる医師が各地で増えていくことが望まれます。

あなたは、最初から「認知症なんてどうせ治らない。どの医者が診ようが、どんな薬を飲もうが結果は同じだ」と決めつけてはいませんか。その状況に満足できていますか。

現代でも未だ完治対策は不明ではあるけれど、肉親として最善のことをしたい、という1点を目的として、みなさんが症状を改善させる可能性をあきらめずに探っていかれることを願っています。そのためには知識を深め、医師に謙虚に納得のいく説明を求める努力が必要です。

みなさんが、「知識も心も豊かな患者、介護者」に成長されることを楽しみにしています。ひとりひとりのそうしたささやかな努力は、多くの医師に「認知症を真剣に勉強しなければならない」という刺激を少なからず与え、そして、認知症治療に前向きな社会に変えていく力になると確信しています。この話の続きは「認知症ブログ」で、またお会いしましょう。

介護保険の「主治医意見書」を作成するためのアンケート

164ページ参照

意見書をスムーズに作成するため、アンケートに答えてください。
患者さんの状態を一番わかっているかたが書いてください。

患者さんの氏名 [　　　　　]　　あなたのお名前 [　　　　　]（関係　　　）

身長 [　　　]　　体重 [　　　]　　利き腕（文字を書く手）　右　左　両手

1. 現在かかっている科にチェックを入れてください。
□内科　□精神科　□外科　□整形外科　□脳神経外科　□皮膚科　□泌尿器科
□婦人科　□眼科　□耳鼻咽喉科
□リハビリテーション科（理学療法科・作業療法科・言語療法科）　□歯科　□その他（　　　）

2. どんな病気をされてから、介護が必要になりましたか。（介護を要する病気のみ）

病名	→ 発症年月日	昭和・平成　年　月　日
病名	→ 発症年月日	昭和・平成　年　月　日
病名	→ 発症年月日	昭和・平成　年　月　日

3. 現在の症状のすべてを丸で囲んでください。はっきりしないものにも一応つけてください。【　】内はいずれかに丸を。

手足のマヒ【右　左】　しびれ【右　左】　めまい　ふるえ　ボケ　関節の痛み
骨折　息苦しい　見にくい　聴こえにくい　尿便がもれる　ひとりで食事ができない
ひとりで排泄ができない　ひとりで着替えができない

4. 困っている症状はいつも同じ程度ですか。日や時刻によって変わりますか。

いつも同じ程度　　変わりやすい　　変わるが介護度は変わらない

5. 体についているもの、すべてを丸で囲んでください。

点滴　鼻の栄養チューブ　胃瘻（いろう）　人工肛門　酸素チューブ　気管切開
人工呼吸器　尿道カテーテル　オムツ

6. 処置（手当て）の必要な病気を丸で囲んでください。

褥瘡（じょくそう／寝だこ・床ずれ）　抜けかけている歯　壊れている入れ歯
皮膚疾患　オムツかぶれ　目の充血・目やに

7. 行動範囲について、あてはまるもの1つだけにチェックを入れてください。

- ☐ 1人で交通機関などを利用して外出できる　　　　　　　　　　　　（J1）
- ☐ 隣近所なら1人で外出して戻ってこられる　　　　　　　　　　　　（J2）
- ☐ 介助つきで外出し、日中はほとんどベッドから離れている　　　　　（A1）
- ☐ 外出の頻度は少なく、日中も寝たり起きたり　　　　　　　　　　　（A2）
- ☐ 1人で車いすに乗り移れる。食事・トイレはベッド以外でする　　　（B1）
- ☐ 介助で車いすに移る。1人で背もたれなしでも座っていられる　　　（B2）
- ☐ 自力で寝返りできる。1日中ベッドにいる　　　　　　　　　　　　（C1）
- ☐ 寝返りもできない　　　　　　　　　　　　　　　　　　　　　　　（C2）

8. 食事する能力について、1つにチェックを入れてください。

- ☐ 全量、食べさせてもらう
- ☐ 食事の一部は自分で口まで運べる
- ☐ 8割以上、自力で食べられる

9. 認知機能について

診断について答えてください。（1つだけにチェックを）

- ☐ 認知症と診断されている（アルツハイマー型認知症とか脳血管性認知症など）
- ☐ 認知症ではない
- ☐ 認知症かどうか微妙なところ
- ☐ 家族は認知症と思っているが、まだ医師から正確な診断を受けていない

認知症と思われるかたのみ、下記にも記入をしてください。
〜どれだけ自分でできているか〜（1つだけにチェックを）

- ☐ 認知症だが、家庭内でも屋外でも1人ですべてできている　　　　　　　　　　（Ⅰ）
- ☐ 野外に出ると多少危なっかしいが、家族が監視していればだいたい1人でできている（Ⅱa）
- ☐ 家庭内でも危なっかしいことがあるが、家族が監視していればだいたい1人でできている（Ⅱb）
- ☐ 日中、日常生活に支障があるような認知症の症状が出る　　　　　　　　　　　（Ⅲa）
- ☐ 夜間のみおかしくなる。1人にはさせておけない　　　　　　　　　　　　　　（Ⅲb）
- ☐ 頻繁に認知症症状があって、24時間つき添わないと怖い　　　　　　　　　　（Ⅳ）
- ☐ 錯乱、妄想、興奮などがひどい。または重篤な病気があって気が休まらない　（Ⅴ）

認知症でない場合も答えてください。（うつ病なども下記のようになるので）
～理解度・記憶力について～（あてはまるものすべてにチェックを）
- □ 今日の朝やったことなど覚えていない　　　　　　　　（短期記憶）
- □ テレビ番組を自分で決められなくなった　　　　　　　（意思決定能力）
- □ 自分がしてほしいことを家族に伝えられなくなった　　（意思伝達能力）

認知症の場合のみ答えてください。（あてはまるものすべてにチェックを）
- □ 昔死んだ人がそこにいると言う・虫がいると言う・壁から声がすると言う
- □ 物を盗られたと言う・配偶者が浮気していると言う
- □ 昼ウトウト、夜ソワソワの傾向がある
- □ 暴言が週に1回以上ある
- □ 暴行が月に1回以上ある
- □ 食事、薬、入浴を拒否することが目立つ・「さわるな」と言う
- □ 徘徊（目的もなく歩きすぎること）
- □ 火の不始末（もし家族がいなければやると思われればチェックを）
- □ 不潔行為（便を壁に塗るなど）
- □ 食べられないものを口に入れる（石けん、ゴミなど）
- □ 異性の体をさわる、卑猥なことをしゃべる
- □ その他（あればかならず次に簡単に書いてください）

［　　　　　　　　　　　　　　　　　　　　　　　　　　　　　　　　　］

10. 以下の異常はありますか。【部位も忘れずに、右、左、両方のどこなどくわしく】
- □ 手足で切断したところがある【部位は？　　　　　　】　　　　　　四肢欠損
- □ 手足のしびれを訴える【部位は？　　　　　　】
- □ 筋力の弱い部分がある（握れない、立ち上がれないなど）【部位は？　　　　　】　筋力低下・麻痺
- □ 伸ばしきれない・曲げきれない関節がある【部位は？　　　　　　】　　　拘縮
- □ 手足がふるえている・ふるえることがある【部位は？　　　　　　】　　不随意運動
- □ 食事中にむせる（咳をする）ことが多い　　　　　　　嚥下性肺炎の危険性
- □ 歩行が危なっかしい　　　　　　　　　　　　　　　　転倒・骨折の危険性

11. その他（同じ行で1つでも該当するものがあれば、その項目にチェックを入れてください）
- □ 食欲がない・あまり水分をとってくれない　　　　　　脱水の危険性
- □ 便秘がひどい・腹痛を訴える　　　　　　　　　　　　腸閉塞の危険性
- □ よく風邪をひく・治りが遅い・糖尿病がある　　　　　易（い）感染性
- □ 過去に肺（結核など）や心臓（心不全など）を悪くした　心肺機能低下の危険性

12. 介護サービスでなにが必要（希望）と思いますか。すべてにチェックを。
家族の都合でも結構です。常識的には4つくらいまでにしてください。
- ☐ 医師の訪問診療（歩けないかたに限る）
- ☐ 看護師の定期的訪問
- ☐ 訪問リハビリ（筋力訓練など）
- ☐ デイケア、デイサービス、リハビリ通院（通所）
- ☐ 歯科医師の訪問治療
- ☐ 歯科衛生士、歯科医師の訪問指導
- ☐ 薬剤師の訪問説明
- ☐ 栄養士の訪問食事指導（糖尿病など）
- ☐ ショートステイ（短期間施設入所）

13. いままでにかかったことのある感染症（人にうつす病気）は？
<u>すでに治ったものも含めて</u>すべてチェックを入れてください。
- ☐ B型肝炎   ☐ C型肝炎   ☐ 結核（昔は肺浸潤、肋膜炎といっていた）
- ☐ 梅毒   ☐ エイズ   ☐ MRSA   ☐ 疥癬（かいせん）

14. その他、介護上困っていることは？
- ☐ けんかが多いなど精神的なストレスがある
- ☐ 家族の協力が少なく、孤立している
- ☐ 患者は体の動きは割合よいが、徘徊などの問題行動のため、自由時間がとれない

15. 介護保険でしてほしいこと、とくに強調したいことがあったら書いてください。

ご協力ありがとうございました。すべて記入したら当院受付に提出してください。
役所から調査員が来ますが、かならず患者をよく知る介護者が同席するようにしてください。
要介護度はおよそ1か月後に判定が出ます。

作成：河野和彦

時計描画テスト用紙（22ページ参照）

(B)

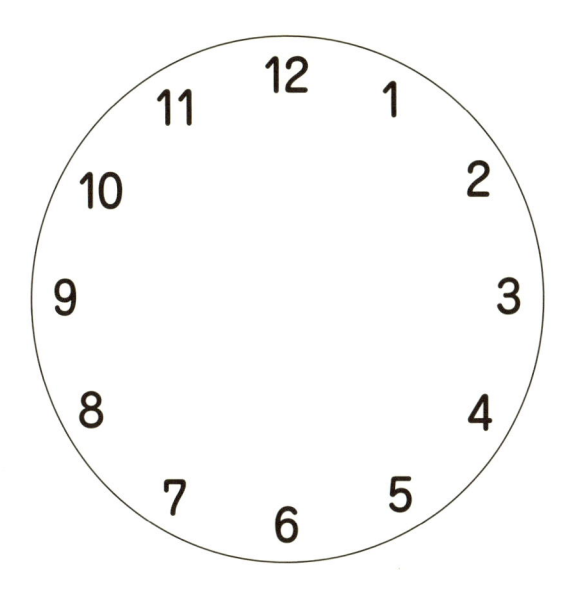

(C)

●時計描画テスト自動採点装置「クロッキー」(27ページ参照)の問い合わせ先
株式会社ユメディカ
〒530-0038　大阪府大阪市北区紅梅町5番5号 スペースエックスビル2F
TEL：06-4800-8626　FAX：06-4800-8627
E-mail：daido@kenkou.ne.jp
URL：http://www.kenkou.ne.jp/

【インターネットでの認知症に関する情報・相談】

●ドクター・コウノの認知症ブログ
http://dr-kono.blogzine.jp/
おおかた毎月更新で、認知症医療の最新情報を提供しています。質問にはお答えできません。

●「認知症を学ぶ会」ホームページ
http://www.ninchi119.com/
認知症に関わる全ての人で作る情報共有の場。顧問は筆者。
今受けている認知症治療に疑問があるが医師が相談に乗ってくれない、医療機関や薬を変えても症状が悪化する等の問題は、このホームページの掲示板にてご相談ください。

コウノメソッド薬剤表（著者がよく用いる処方例）

病名、症状		くすりの名前	1錠のmg（著者が使うもの）	朝	昼	夕	就前	他
もの忘れ		アリセプト	3　5　10　細粒					
おとなしすぎる	興奮系	シンメトレル	50　細粒					
		サアミオン	5　細粒					
		レミニール	4　8　12					
	覚醒系	メマリー	5　10　15　20					
元気すぎる	抑制系	グラマリール（グリノラート）	25　50　細粒					
		セロクエル（糖尿病禁忌）	25　細粒					
		セレネース（リントン）／リスパダール	0.75　1　細粒　／　1					
		ウインタミン	12.5　25					
		テグレトール／デパケンR	100　200　細粒					
		テトラミド	10　30					
		リーゼ（30日制限）／デパス	5　10　／　0.5　1					
		ルーラン	4　8					
		抑肝散　抑肝散加陳皮半夏	2.5g　／　3.75g					
	睡眠薬	レンドルミン（30日制限）	0.25					
		ハルシオン／ロヒプノール（30日制限）	0.125　0.25　／　1　2					
		ベンザリン（90日）	5　10					
		アモバン（90日）	7.5　10					
トイレ頻回		デトルシトール／ベシケア	2　4　／　5					
便秘		センノサイド／アローゼン／酸化マグネシウム	12　／　1					
歩行のしにくさ		ペルマックス	50μg					
		ネオドパストン／メネシット	100　250					
脳梗塞予防		プレタール	50　100					
		プラビックス	25					
高血圧		バイロテンシン／ノルバスク	5　10　／　5					
		ディオバン／タナトリル（誤嚥に効く）	80　／　2.5　5　10					
		フルイトラン	2					
糖尿病		アマリール	1　3					
		アクトス	15　30					
		防風通聖散	2.5g					
高脂血症		リピトール／リバロ（TCに）	5　10　／　1　2					
		ベザトールSR（TGに）	100　200					
低カリウム血症		アスパラK	300　細粒					
浮腫　めまい		エスベリベン／アルダクトンA／五苓散	25　／　25　50					
健康補助食品（自費）		ANM176™など						
その他								

著者のよこがお

河野和彦（こうのかずひこ）

1958（昭和33）年、名古屋市生まれ。近畿大学医学部卒業、名古屋第二赤十字病院で研修修了後、88（昭和63）年、名古屋大学医学部大学院博士課程修了。名古屋大学老年科講師、愛知県厚生連海南病院老年科部長を経て2003（平成15）年より特定医療法人共和会共和病院老年科部長を務める。09（平成21）年7月に「名古屋フォレストクリニック」を開設。

資格：医学博士　日本老年医学会指導医　日本老年精神医学会指導医
International Psychogeriatric Association（IPA）会員　ほか

著書：『老親を痴呆から守る28の鉄則』（女子栄養大学出版部、1998年）、『あきらめないで痴呆治療』（旬報社、2004年）、『認知症ハンドブック』①〜③（フジメディカル出版、2005〜2006年）、など多数。

「名古屋フォレストクリニック」
診療科目：老年精神科、神経内科、漢方内科
〒459-8001　愛知県名古屋市緑区大高町字小黒見山15番11
TEL：052-624-4010
FAX：052-624-4005

★著者の創作によるもの・著者の造語について
発案者の氏名を書かずに講演や論文発表に使用されるかたが多いため、提示しておきます。
◎時計描画テストの採点法
　　10時10分の針を描かせる方法、3段階で描かせる方法、および49の異常パターンの提示は、著者のオリジナル。
◎家庭天秤法
◎DBCチェックシート
◎レビーセット
　　「アリセプト少量、ペルマックス少量、抑肝散」のカクテル処方は、著者が見出した組み合わせ。
◎介護保険の「主治医意見書」を作成するためのアンケート
◎コウノメソッド　2007　2008　2008 Ver.2　2009
◎アルツハイマーらしさ（Alzheimerizationを訳した言葉）
◎興奮系・抑制系（薬剤）
◎正常圧水頭症化

198

Memo

イラスト、カバー・表紙デザイン
江口　修平

本文デザイン、図版
足立　秀夫

校正
くすのき舎

編集協力
足立　礼子

認知症治療28の満足
──後悔しないためのベストの選択

2009年11月30日　　初版第1刷発行
2011年 6 月30日　　初版第2刷発行

著　者●河野和彦
発行人●香川達雄
発行所●女子栄養大学出版部
　〒170-8481　東京都豊島区駒込 3-24-3
　電話　03-3918-5411（営業）　03-3918-5301（編集）
　http://www.eiyo21.com/
　振替　00160-3-84647
印刷・製本●凸版印刷株式会社

乱丁本・落丁本はお取り替えいたします。本の内容の無断転載・複写を禁じます。
ⓒKono Kazuhiko 2009. Printed in Japan
ISBN978-4-7895-5129-8